心脑血管疾病
社区早筛与“协防共管”
创新管理模式

主编　卜　军

上海交通大學出版社
SHANGHAI JIAO TONG UNIVERSITY PRESS

内容提要

本书介绍了心脑血管疾病的共同病理生理学基础、心脑血管疾病同治的传统理念及现状；分析了心脑血管疾病的危险因素、流行病学特征、疾病预警模型和分子标志物等；探讨了心脑血管疾病"协防共管"理念及评估框架构建，从早防早控和早诊早治多角度提出心脑血管疾病"协防共管"的创新健康管理模式。本书可供医学生、临床医生、以及从事慢病管理的社区卫生服务中心医务工作者等参考阅读。

图书在版编目(CIP)数据

心脑血管疾病社区早筛与"协防共管"创新管理模式/卜军主编. —上海：上海交通大学出版社，2024.1
ISBN 978-7-313-28711-3

Ⅰ. ①心… Ⅱ. ①卜… Ⅲ. ①心脏血管疾病—诊疗 ②脑血管疾病—诊疗 Ⅳ. ①R54②R743

中国国家版本馆 CIP 数据核字(2023)第 085765 号

心脑血管疾病社区早筛与"协防共管"创新管理模式
XINNAO XUEGUAN JIBING SHEQU ZAOSHAI YU "XIEFANG GONGGUAN" CHUANGXIN GUANLI MOSHI

主　　编：卜　军
出版发行：上海交通大学出版社　　地　　址：上海市番禺路 951 号
邮政编码：200030　　电　　话：021-64071208
印　　制：苏州市越洋印刷有限公司　　经　　销：全国新华书店
开　　本：710 mm×1000 mm　1/16　　印　　张：12.5
字　　数：161 千字
版　　次：2024 年 1 月第 1 版　　印　　次：2024 年 1 月第 1 次印刷
书　　号：ISBN 978-7-313-28711-3
定　　价：68.00 元

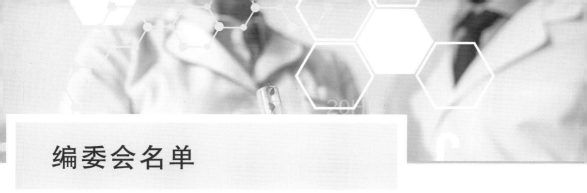

编委会名单

主　编

卜　军（上海交通大学医学院附属仁济医院）

副主编

杨毅宁（新疆医科大学第一附属医院）

修建成（南方医科大学南方医院）

莫大鹏（首都医科大学附属北京天坛医院）

陈丰原（上海交通大学医学院附属新华医院）

张　薇（上海交通大学医学院附属仁济医院）

编委会成员（按姓氏汉语拼音排序）

程　翔（华中科技大学同济医学院附属协和医院）

戴慧敏（上海市浦东新区潍坊社区卫生服务中心）

黄　倩（上海市浦东新区潍坊社区卫生服务中心）

姜　萌（上海交通大学医学院附属仁济医院）

蒋惠如（上海交通大学医学院附属仁济医院）

李晓梅（新疆医科大学第一附属医院）

李　峥（上海交通大学医学院附属仁济医院）

李娅玲（上海市浦东新区潍坊社区卫生服务中心）
刘俊岭（上海交通大学基础医学院）
陆　慧（南京医科大学公共卫生学院）
马　珺（上海交通大学医学院附属仁济医院）
马高亭（首都医科大学宣武医院）
钱　昆（上海交通大学生物医学工程学院）
邵　琴（上海交通大学医学院附属仁济医院）
沈　冲（南京医科大学公共卫生学院）
唐　岚（上海市浦东新区潍坊社区卫生服务中心）
涂圣贤（上海交通大学生物医学工程学院）
吴连明（上海交通大学医学院附属仁济医院）
夏　敏（中山大学公共卫生学院）
夏云龙（大连医科大学附属第一医院）
闫小响（上海交通大学医学院附属瑞金医院）
杨秀木（蚌埠医科大学安徽省全科医学发展研究中心）
袁安彩（上海交通大学医学院附属仁济医院）
赵　倩（新疆医科大学第一附属医院）
朱　敏（上海市浦东新区潍坊社区卫生服务中心）

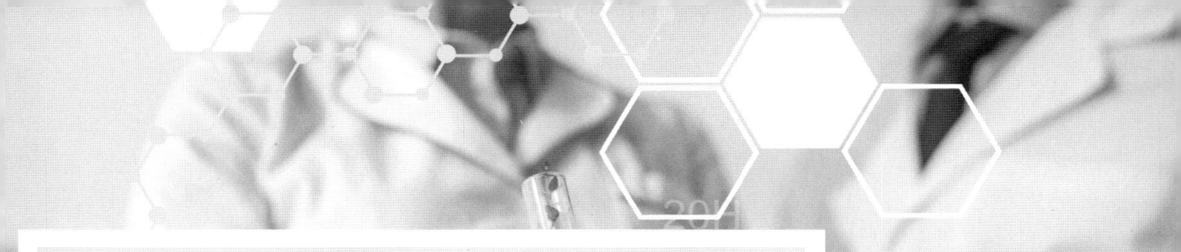

序

近年来，我国慢病发病人数呈快速上升趋势。心脑血管疾病是全球主要的死亡病因和疾病负担，而冠心病、脑卒中等心脑血管疾病的发病率和共患率逐年升高，给我国带来了巨大的疾病和社会经济负担。最新《中国心血管健康与疾病报告》显示，中国心脑血管疾病的发病率仍高居榜首。“健康中国”已成为国家战略，明确提出了一系列心脑血管疾病防控目标，为全方位、全周期保障人民健康指明了方向。

泛血管疾病是以血管病变为共同病理特征，主要危害心、脑、肾、四肢及大动脉等重要器官的一组系统性血管疾病。科学研究与临床实践中证实心和脑具有密切的生理关系。冠心病和脑卒中同属动脉粥样硬化性血管疾病范畴，应该充分认识到动脉粥样硬化是心脑血管疾病共同的病理基础，是一个全身性疾病，只是由于累及部位不同、发病先后不一，才出现不同临床症状。但是，在传统模式中，冠心病和脑卒中往往为“分管分治”模式，未建立有效的心脑一体化防控体系。在中国胸痛中心和脑卒中中心的建设体系中，胸痛和脑卒中的管理亦为分开进行。慢病管理中，管理的应是整体的“人”而不是单个的“病”。虽然在心脑血管疾病治疗中，“心脑同治”的理念由来已久，但是在心脑血管疾病管理中却缺乏“心脑共管”的模式。

上海交通大学医学院附属仁济医院心脑慢病团队基于中国人群队列研究发现，冠心病和脑卒中有众多共同的发病危险因素；更为重要的是，脑卒中和冠心病常合并存在，单纯冠心病患者的脑卒中发病率升高

2.1倍，而单纯脑卒中患者的冠心病发病率升高3.2倍。在“十三五”国家重点研发计划“心脑血管疾病‘协防共管’创新健康管理模式的开发与效果评价”支持下，仁济医院心脑慢病团队牵头最早在国内外提出了心脑疾病“协防共管”的慢病管理模式，并基于心脑专病医疗联合体、互联网＋人工智能等新型技术，在国内率先建立了心脑“协防共管”创新模式综合示范性基地并取得成效，提高了心脑慢病的规范管理率，同时降低发生率和病死率，为制订适合中国国情的卫生管理和健康保障策略提供了证据支持。

本书从心脑血管系统疾病的共同病理生理基础、心脑疾病国内外流行病学、心脑疾病同治的传统理念、心脑疾病慢病管理的国内外现状及评价、心脑疾病预警模型及分子标志物、心脑血管疾病危险因素及控制现状、心脑疾病“协防共管”理念与框架构建、心脑疾病防控和治疗展望等，多角度对心脑血管疾病进行了系统阐述，创新性提出了“心脑协防共管”的健康管理模式。本书内容系统完整，适合医学生、从事心脑血管疾病防治及慢病管理的临床医生、公共卫生人员以及社区卫生服务中心工作人员等使用；同时语言贴近大众，适用于社区百姓的科普教育。该专著的出版，为社区心脑血管疾病防控和探索适合国情的心脑血管疾病“协防共管”模式打下了基础。

中国科学院院士

2023年8月

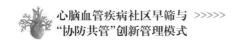

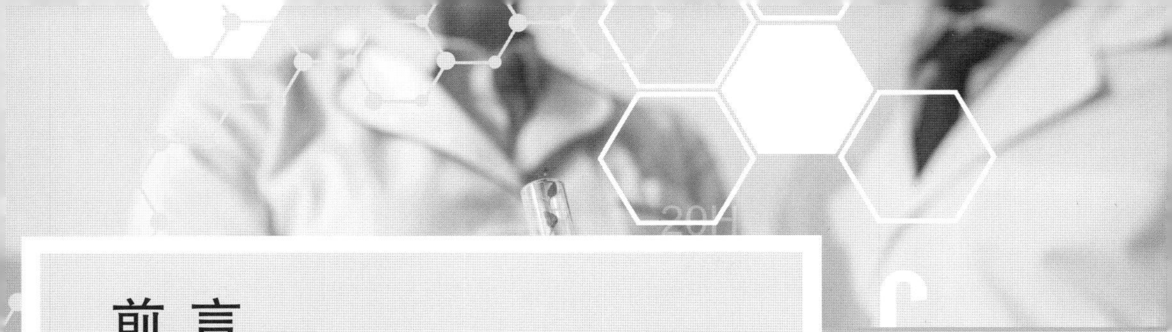

前言

我国正面临人口老龄化的严峻挑战。要求我们在关注生命长度的同时,更要关注生命的质量。心血管慢病是我国老龄化社会迫切需要解决的重大公共卫生问题。“健康中国 2030”提出,要努力实现从以治病为中心向以健康为中心转变,从以“治已病”为中心向以“治未病”为中心转变,从疾病管理向健康管理转变。国内外实践表明,慢病管理是降低心脑疾病负担的关键环节。中国心脑血管疾病的发病与西方国家不同,决定了我国不能单纯借鉴国外模式,而要建立具有中国特色的、适合中国人群的心脑血管疾病的慢病防控模式。

冠心病和脑卒中等是影响中国人群健康的重大慢病。心脑血管疾病具有共同的病理基础动脉粥样硬化。心脑血管共患疾病均与脂代谢异常、高血压、糖尿病、吸烟、遗传因素及肥胖症等高危因素相关,再加上中国居民膳食结构不合理,谷物、豆类、水果和蔬菜等摄入不足,中国居民中胆固醇、低密度脂蛋白胆固醇、非高密度脂蛋白胆固醇、甘油三酯水平近年呈上升趋势。必须充分认识到动脉粥样硬化是心脑血管疾病共同的病理基础,是一个全身性疾病,同样的病理基础、同样的危险因素在心脑血管不同部位造成病变,发生心脑缺血性疾病。

在心脑血管疾病治疗中,“心脑同治”的理念由来已久,即在心脑疾病治疗上根据共同的病理生理学特点,相兼治疗,同时减轻心、脑的病理损害。但是,在心脑血管疾病的慢病管理中,却缺乏“心脑共管”的一体化模式。现阶段我国慢病管理的主力军是社区和基层医院,传统心脑割裂的管理模式效率低、花费大。上海仁济医院心脑慢病团队在“心脑血管疾病‘协防共管’创新健康管理模式的开发与效果评价”等“十三五”重大专项支持下，聚焦心脑血管疾病的高危人群、现患人群、共患人群特征及管理现状，将信息集成至心脑“协防共管”平台，在华北、华东、华中、华南、新疆等代表地区，率先提出并建立了适合中国国情的心脑“协防共管”的健康管理创新模式，将心脑疾病“分管分治”的传统管理模式转化为“协防共管”模式，并根据不同区域特点进行优化，以心脑专科协作为纽带形成的“心脑专病医联体”为框架，借助互联网＋以及可穿戴智能设备等新型技术，建设了二十余家心脑“协防共管”创新模式综合示范区，并向各地医疗机构和社区进行了辐射推广，健全了心脑慢病协防共管防控网络，提高了心脑慢病保健服务的质量及效率，减少了卫生服务资源的浪费。

《心脑血管疾病社区早筛与“协防共管”创新管理模式》一书，汇聚了一批在心脑慢病及主动健康领域优秀的临床、公卫及科普工作者，紧密结合“健康中国”的国家重大战略和慢病防控需求，聚焦中国人群健康与心脑慢病防控的关键问题，对心脑血管疾病的流行现状、社区筛查及慢病管理进行了系统阐述，创新提出了“心脑协防共管”的健康管理模式。本书凝结了二十余位编者的心血，既是一本心脑血管疾病领域防控的专著，也是一部心脑血管疾病的科普读物。上海交通大学、首都医科大学、南方医科大学、新疆医科大学、华中科技大学、南京医科大学、蚌埠医科大学的同行们热情承担了本书的编写工作。谨代表编委会向所有热情襄助者表示衷心致谢。

主编

2023 年 6 月

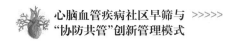

目 录

第一章

心脑血管疾病的共同病理生理学基础

中国传统医学中有很多关于心脑同病的论述。《素问·宣明五气篇》曰:“心藏神。”《素问·灵兰秘典论》曰:“心者,君主之官,神明出焉。”由此可见,自《内经》以来,人类就认识到心与神的密切关系。又《内经》谓:“诸髓者皆属于脑”“脑为髓之海”。清代汪昂《本草备要》和王清任《医林改错》均指出:“人之记性不在心而在脑”,张锡纯的《医学衷中参西录》对心、脑亦有精彩论述。他认为:“人之神明,原在心与脑两处,神明之功用,原心与脑相辅相成。”由此可见,心主神明,脑为元神之府,神出于心、脑;心主血,上养于脑,血足则脑髓充足,故心脑相通。

现代医学将心脑血管疾病定义为循环系统疾病,其作为中老年群体中一种广泛而多发的疾病,主要临床类型包括高血压、冠心病(coronary heart disease, CHD)、脑卒中、心力衰竭等。中国人群的心脑血管疾病发病率为545.27/10万,主要包括脑卒中和冠心病。目前,心脑血管疾病已是导致中国甚至全球居民死亡和致残的主要疾病。根据联合国世界卫生组织(World Health Organization, WHO)的最新调查,预计到2030年,每年死于心脑血管疾病的人数将增加至2 330万。

第一节 冠心病

冠心病作为当代威胁人类生命健康的主要疾病之一，是造成中老年人死亡的首要病因。因此，预防和治疗冠心病，降低其发病率及病死率已受到全球各国的关注。目前，我国冠心病、高血压、高脂血症等发病率逐年增高，已经严重影响人们的生命与健康。

一、病因

动脉粥样硬化（atherosclerosis，AS）是指动脉内膜下有脂质沉积，同时伴有平滑肌细胞和纤维基质成分的增殖，逐步发展钙化并融合形成动脉硬化性斑块，斑块部位的动脉壁组织结构增厚、变硬，斑块内部组织坏死后与沉积的脂质结合，形成粥样物质，故称粥样硬化。

目前研究发现，动脉粥样硬化的发展及演变进程大致可分为 4 个过程：脂质条纹期、纤维斑块期、粥样斑块期和斑块破裂继发血栓形成期。动脉粥样硬化的具体发生机制如下：

1. 脂质条纹期

血中脂类物质透过血管内皮细胞向内皮细胞下移，这些脂类被单核细胞吞噬，在其周围的内皮细胞作用下聚集形成泡沫细胞。脂质条纹最早可出现于儿童期。

2. 纤维斑块期

此病理阶段最大的特点就是在泡沫细胞的基础上，血管中层的平滑肌细胞迁移到内皮下，摄取脂质而形成泡沫细胞，同时通过产生胶原纤维和弹力纤维在粥样斑块的表面形成纤维帽，平滑肌细胞迁移是此期最重要的病理改变。

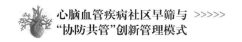

3. 粥样斑块期

随着胆固醇迁移的增多，内皮下的泡沫细胞越来越多，形成的泡沫细胞逐渐将内皮细胞突向腔面，形成局部隆起，称为粥样斑块。

4. 斑块破裂继发血栓形成期

动脉粥样斑块突出于血管腔，在局部造成涡流，导致血流动力学改变；长期的涡流造成局部内皮细胞损伤，最终可导致动脉粥样斑块破裂，内皮细胞掀起，内皮下胶原组织与血液相接触，引发凝血过程，最后形成血栓。动脉粥样硬化引起一系列的心脑血管病变，最终发展成为严重危害人类健康的常见病。大量研究表明，动脉粥样硬化是多种危险因素共同作用的结果。

（一）主要危险因素

1. 血脂异常

流行病学研究表明，血清胆固醇水平的升高与动脉粥样硬化的发生成正相关，其中主要与低密度脂蛋白胆固醇（low density lipoprotein cholesterol，LDL-C）水平密切相关。由于低密度脂蛋白（low density lipoprotein，LDL）的颗粒较小，十分容易进入动脉内膜下层，进而可被巨噬细胞吞噬分解后形成脂肪条纹。此外，细胞的破裂会导致大量的胆固醇被释放，这些游离胆固醇也构成了粥样斑块脂质核心的主要成分。这些现象有力地说明LDL是活性较强、可引起动脉粥样硬化的脂蛋白颗粒。

2. 高血压

研究表明，高血压时血流对血管壁形成的一系列机械性压力和冲击作用会使内皮细胞遭受损伤，从而引起细胞通透性增高，脂蛋白因此浸入细胞内膜，而单核细胞、血小板黏附以及动脉中膜的血管平滑肌细胞迁入内膜等各种变化也均可促使动脉粥样硬化的发生。与高血压及其发病机制有关的儿茶酚胺和血管紧张素等也都可以改变动脉壁的代谢，从而导致上述变化，共同促进动脉粥样硬化的形成和发展。

3. 吸烟

与不吸烟者相比,吸烟者动脉粥样硬化的发生率和病死率增高 2～6 倍,这可能与香烟烟雾中含有大量的自由基和过氧化物等可促进机体氧化应激反应的物质有关,后者可通过加速 LDL 的脂质过氧化,进而促进动脉粥样硬化的发生。长期吸烟对人的内皮细胞有直接的毒性作用,可导致内皮细胞结构的改变,内皮损伤则被认为是动脉粥样硬化的启动因素。

4. 糖尿病

糖尿病可使血液始终处于高糖状态,促进蛋白质糖化及氧化过程。糖尿病诱导的氧化应激和炎症反应,加上终末糖化蛋白产物的作用,可动员单核细胞积聚并分泌大量致炎细胞因子,如白介素-1 (interleukin-1, IL-1)、肿瘤坏死因子(tumor necrosis factor, TNF)和血小板源性生长因子等,从而放大炎症反应,加速动脉粥样硬化的进展。

5. 肥胖

肥胖患者易出现胰岛素抵抗和糖尿病,同时肥胖者也易患高脂血症。肥胖患者引发动脉粥样硬化的机制可能是大量游离脂肪酸进入肝脏后,刺激体内肝细胞合成并分泌含大量甘油三酯(triglyceride, TG)的极低密度脂蛋白(very low-density lipoprotein, VLDL)。VLDL 会促进与高密度脂蛋白胆固醇(high density lipoprotein cholesterol, HDL-C)的交换,最终导致高密度脂蛋白(high density lipoprotein, HDL)水平降低。另外,脂肪组织还可合成 TNF-α 等细胞因子,从而触发炎症反应,进而导致动脉粥样硬化的发生和发展。

6. 年龄

病理学研究显示,人在婴儿时期动脉粥样硬化就可能开始缓慢地发展,这与动脉壁的增龄性变化有关。动脉粥样硬化的检出率和病变严重程度会随着年龄增长而增加。在 40～60 岁时,心肌梗死的发病率比低年龄时增加 5 倍。

7. 性别

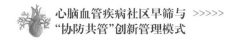

绝经期前,女性冠状动脉粥样硬化的总体发病率低于同龄组男性,

其 HDL 水平高于男性、LDL 水平低于男性。绝经期后，这种性别差异逐渐趋向消失，提示动脉粥样硬化发展可能与雌激素的影响有关。

（二）次要危险因素

1. 同型半胱氨酸血症

近年来的研究发现，同型半胱氨酸（homocysteine，Hcy）可刺激血管平滑肌细胞增殖，通过产生氧自由基和过氧化物造成血管内皮细胞损伤和功能异常，从而打破机体凝血和纤溶系统的平衡，影响脂质代谢而使机体处于血栓前状态，以上改变均会增加心脑血管疾病的发病风险。

2. 酗酒

过量饮酒会影响脂肪代谢。乙醇通过减缓脂肪酸氧化可促进膳食脂质在体内堆积，导致肝脏脂肪合成增多，从而使血清中 TG 含量增高，脂肪代谢的改变可引起动脉粥样硬化发生。

3. 纤维蛋白原

大量的流行病学研究和临床试验已证实纤维蛋白原是动脉粥样硬化的独立危险因子，血浆纤维蛋白原浓度升高与动脉粥样硬化的发生呈正相关。纤维蛋白原可能通过增加血管通透性和胶原合成，介导内皮损伤和平滑肌细胞迁移增殖而促进动脉粥样硬化早期斑块的形成。纤维蛋白原可与血小板膜受体结合，增强血小板聚集。纤维蛋白原还可直接整合进入动脉壁病变部位，降解后与 LDL 结合，促进脂质沉积。

4. 高尿酸血症

研究表明，尿酸水平升高与 LDL-C 氧化和脂质过氧化有关；尿酸水平升高会促进氧自由基产生，氧自由基可促进动脉粥样硬化的启动和发展。同时，尿酸水平升高会造成血小板黏附，增加急性冠脉综合征（acute coronary syndrome，ACS）患者血栓形成的风险。此外，尿酸还会促进血管平滑肌细胞的增殖。

5. 感染

感染作为动脉粥样硬化的危险因素之一，其在动脉粥样硬化的发生和发展过程中发挥始动作用。有学者认为，动脉粥样硬化本身就是由感染诱发产生的自身免疫性疾病。动脉粥样硬化的发生和发展与肺炎衣原体（chlamydia pneumoniae，Cpn）、巨细胞病毒（cytomegalovirus，CMV）、单纯疱疹病毒等多种病原体密切相关。感染可刺激血管中膜平滑肌细胞的增殖和迁移，导致内皮细胞功能紊乱，诱发 LDL 氧化和修饰，激发炎症反应，而这些均是动脉粥样硬化形成或诱发的机制。

6. 氧化应激

氧化应激是指机体活性氧产生过多和(或)机体抗氧化能力降低，从而导致机体急性损伤和潜在性损伤的病理过程。研究表明，氧化应激是导致心血管结构和功能异常的重要原因之一，是动脉粥样硬化发生和发展的关键环节。在正常生理状态下，活性氧不断地产生，又不断地被抗氧化系统清除，始终保持动态平衡。而当血管壁细胞产生过多的活性氧时，就会导致细胞内脂质过氧化，细胞膜、蛋白质和 DNA 受到不可逆的损害，引起血管壁损伤，形成内皮细胞功能和结构障碍、单核-巨噬细胞迁移、平滑肌细胞和成纤维细胞增殖、细胞外基质降解等表现，最终发展为动脉粥样硬化。

7. 炎症

动脉粥样硬化斑块炎症在动脉粥样病变中起着重要的作用。研究证实，在动脉粥样硬化斑块中含有巨噬细胞、活化 T 细胞、肥大细胞等。其中，生长因子、细胞因子都可以影响粥样斑块的形成与发展。研究已明确表明，斑块内炎症是造成粥样斑块不稳定的因素。

二、发病机制

（一）脂质代谢紊乱

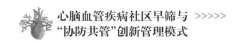

流行病学与实验室研究证实，高脂血症是动脉粥样硬化的主要危险

因素。血脂水平升高会引起血浆脂蛋白异常，继而引发动脉管壁病变。血脂侵入动脉壁内并在局部沉积，刺激平滑肌细胞增殖，促进泡沫细胞形成，导致脂质及其降解物和泡沫细胞刺激纤维增殖，形成斑块病灶。人体血浆中脂类的主要存在形式为脂蛋白，其由脂类和蛋白质两部分组成。脂类部分主要包含四大类，即胆固醇、磷脂、中性甘油酯和非酯化脂肪酸等；蛋白质部分主要为载脂蛋白。目前已发现的载脂蛋白有ApoA、ApoB、ApoC、ApoD 和 ApoE，其功能主要是运输脂质，维持脂蛋白结构和调节与脂代谢有关的酶类。血浆脂蛋白可应用电泳法分为 α-脂蛋白、前 β-脂蛋白、β-脂蛋白和乳糜微粒。运用超速离心法可将血浆脂蛋白分离为乳糜微粒、VLDL、LDL 和 HDL。

1. LDL 与动脉粥样硬化

动脉粥样硬化斑块中堆积的胆固醇主要来自 LDL。药物干预研究证实，降低 LDL 水平可以显著减少高胆固醇血症患者心血管疾病的发病风险，甚至 LDL 水平正常的患者也能从中获益。

正常生理状态下，LDL 由细胞膜表面的 LDL 受体识别，并被结合和内吞入细胞，继而与溶酶体结合。在溶酶体酶的作用下，蛋白质降解为氨基酸，胆固醇酯水解为游离胆固醇和脂肪酸。细胞膜 LDL 受体会受到细胞内胆固醇含量的调节。当细胞内胆固醇含量增多时，LDL 受体的含量便会减少。所以，血液中 LDL 增加并不会导致细胞中胆固醇的大量堆积，是因为 LDL 经由其受体摄入细胞，具有负反馈机制。

粥样斑块中存在含脂类的泡沫细胞是动脉粥样硬化的特征之一。其中，巨噬细胞源泡沫细胞是斑块中泡沫细胞的主要成分。国内外研究显示，氧化修饰低密度脂蛋白（ox-LDL）可经由巨噬细胞膜上的清道夫受体（scavenger receptor，SR）摄入细胞，导致巨噬细胞中脂质堆积，而且该过程不受细胞内胆固醇水平的负反馈调节。因此，细胞内脂质无限制积聚，形成泡沫细胞。已经发现的 SR 分为 A、B、C、D、E、F、G 七大类型，其中 SR-A 和 B(包括 SR-BⅠ和 CD36）与动脉粥样硬化密切相关。

SR-BⅠ作为 HDL 受体参与胆固醇酯的逆转运过程，是重要的抗动脉粥样硬化的受体。SR-A 和 CD36 可吞噬变性 LDL，形成泡沫细胞，是导致动脉粥样硬化的主要受体。

LDL 的核心组成成分是 TG 和胆固醇酯，表面组分是载脂蛋白、游离胆固醇和磷脂。LDL 含有丰富的多不饱和脂肪酸，可在吸烟、药物、高血压和糖尿病等危险因素诱发下产生大量的氧自由基，继而成为 ox-LDL。ox-LDL 的氧化过程是一种自由基的链式连锁反应，一般可划分为迟滞、进展、分解 3 个阶段。① 迟滞阶段：氧自由基消耗 LDL 中的内源性氧化物，使得 LDL 丧失抗氧化能力。② 进展阶段：氧自由基攻击 LDL 中不饱和脂肪酸上的双键，经由多种途径生成大量的过氧化脂质。③ 分解阶段：过氧化脂质进一步分解为丙二醛和 4-羟烯酸等成分。丙二醛和 4-羟烯酸可以与 ApoB 发生交联共价结合，此时 ApoB 中原来由赖氨酸、精氨酸和组氨酸共同构成的与 LDL 受体结合的正电荷区转变为负电荷区，产生新的抗原决定簇，即所谓“修饰”。经过“修饰”后的 LDL 完全丧失了与 LDL 受体结合的作用，转而被 SR 识别结合。

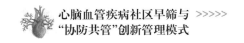

ox-LDL 通过多种途径促进动脉粥样硬化的发生和发展。① 损伤血管内皮。ox-LDL 可以选择性作用于细胞增殖周期的 S 期，诱使内皮细胞变性、坏死和脱落。LDL 在氧化过程中生成的溶血磷脂酸通过与内皮细胞膜上相应的 G 蛋白偶联受体结合，激活 Rho/Rho 激酶通路，磷酸化肌球蛋白轻链，活化肌球蛋白头部，与肌动蛋白作用，形成具有收缩功能的肌动/肌球蛋白束；同时磷酸化膜突蛋白，介导新形成的收缩纤维束与血浆中膜物质相互作用，促进内皮细胞骨架纤维收缩和细胞间通道形成，增加内皮细胞通透性。② 趋化单核细胞，促进与血管内皮黏附。ox-LDL 可作用于内皮细胞，使其表达单核细胞趋化蛋白-1，选择性趋化单核细胞，最终在内皮局部堆积。③ 促进泡沫细胞的形成。LDL 修饰后不能与 LDL 受体结合，而被细胞表面的 SR 识别结合。SR 不受细胞内脂质浓度的负反馈调节，因而脂质大量进入细胞内，造成细胞内大量胆固醇堆积，形成

泡沫细胞。④ 刺激平滑肌细胞迁移和增殖。ox-LDL 可促进内皮细胞释放血小板源性生长因子,血小板活化因子可促进平滑肌细胞的迁移及增殖。

2. HDL 与动脉粥样硬化

HDL 具有抗动脉粥样硬化的作用。HDL 水平低也是动脉粥样硬化的风险因素之一。虽然循证研究认为 HDL 不能单独作为治疗靶点,但体内 HDL 浓度的升高确实能够减缓动脉粥样硬化的病变进程。

1) HDL 抗动脉粥样硬化机制

(1) 促进胆固醇逆转运:HDL 可将胆固醇从周围组织(包括动脉粥样斑块)转运到肝脏进行再循环或以胆汁酸的形式排泄,这一过程称为胆固醇逆转运。通过胆固醇逆转运,可以减少脂质在血管壁沉积,阻止动脉粥样硬化发生。

胆固醇的逆转运过程主要涉及 3 个环节。① 胆固醇外流:周围组织中的游离胆固醇在 ATP 结合盒转运子 A1(ATP-binding cassette transporter A1, ABCA1)和 SR-BⅠ介导下流出胞外,与 ApoA-Ⅰ结合形成新生的 HDL。② 胆固醇酯化:在卵磷脂胆固醇酰基转移酶催化下,进入 HDL 内的游离胆固醇酯化成胆固醇酯。③ 胆固醇清除:将 HDL 胆固醇酯转运到肝脏,经 SR-BⅠ介导进入细胞内合成胆汁酸;通过胆固醇酯转运蛋白将胆固醇转移到 VLDL 和 LDL,两者分别与肝脏 LDL 受体结合,将其中的胆固醇酯转运至肝细胞进行代谢(图 1-1-1)。

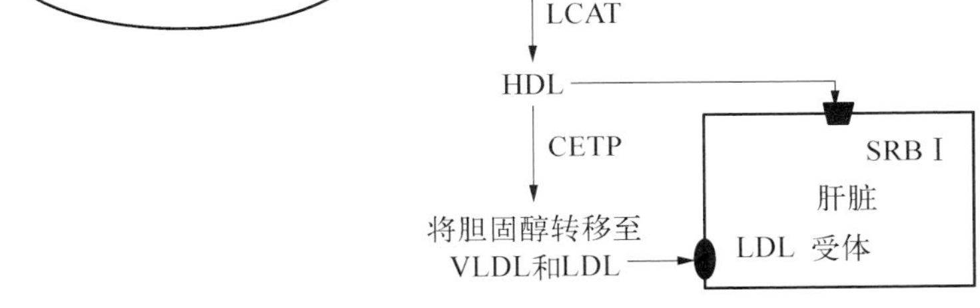

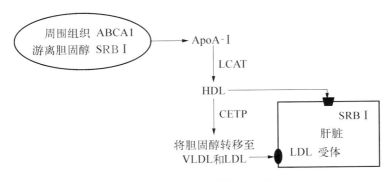

图 1-1-1 胆固醇逆转运过程

SR-BⅠ为 HDL 受体,介导胆固醇的逆转运过程。胆固醇逆转运的两个方面都有 SR-BⅠ的参与,即外周组织细胞中游离胆固醇外流向 HDL,HDL 胆固醇酯经 SR-BⅠ介导转运至肝脏用于合成胆汁酸。这是 SR-BⅠ抑制动脉粥样硬化斑块形成的机制之一。在不能利用胆固醇的外周组织(如动脉内皮细胞)里,SR-BⅠ可促进细胞内游离胆固醇向 HDL 转移,细胞和血浆 HDL 间胆固醇浓度梯度差决定了SR-BⅠ介导胆固醇流动的方向。当细胞内胆固醇浓度高时,SR-BⅠ与 HDL 结合会加快胆固醇流动,介导细胞内胆固醇外流,以维持胆固醇微环境的平衡。HDL 在外周组织与胆固醇结合并将其酯化后,以 HDL 胆固醇酯的形式转运至肝脏和类固醇激素生成组织。来自外周组织携带胆固醇酯的 HDL 与这些组织细胞表面的 SR-BⅠ特异性结合后,HDL 中的胆固醇酯被选择性摄入细胞内,用以合成胆汁酸、类固醇激素等;而失去胆固醇酯的 HDL 颗粒与 SR-BⅠ分离,重新进入血循环。此过程并未发生整个 HDL 颗粒的降解,故称为 HDL 胆固醇酯的选择性摄取。转基因和基因敲除鼠的实验研究都表明了 SR-BⅠ的表达可以抵抗动脉粥样硬化的形成。在多种鼠动脉粥样硬化模型中,转 SR-BⅠ基因或者腺病毒介导肝脏过表达 SR-BⅠ均可以减少动脉粥样硬化的病变。

ABCA1 是一种膜整合蛋白,介导巨噬细胞内游离胆固醇、磷脂或其他亲脂性分子的主动流出,流向含脂质较少的前 β-HDL,通过上调 ABCA1 表达使得血浆 HDL 胆固醇水平提高。ABCA1 主要通过影响膜外侧的磷脂分布,生成一个脂质微环境,以利于 ApoA-Ⅰ的结合。一旦 ApoA-Ⅰ在细胞表面结合,ABCA1 就介导胆固醇和磷脂外流至 ApoA-Ⅰ,形成新生 HDL,进而启动胆固醇逆转运过程。*ABCA1* 基因突变最早发现于丹吉尔病患者,这是一种常染色体显性遗传疾病,主要表现为血浆 HDL 水平显著降低,胆固醇酯在网状内皮系统的过度堆积,以及细胞内的游离胆固醇外流障碍和早发冠心病。上述结果表明,当 ABCA1 转运途径存在缺陷时,细胞内游离胆固醇和磷脂不能转运至贫脂或无脂的 ApoA-Ⅰ,细胞内胆固醇聚集。未结合脂质的 ApoA-Ⅰ被迅速降解,无法形成成熟的 HDL,血浆 HDL 水平低下,从而促进动脉粥样硬化的发展。

通过胆固醇酯转移蛋白(cholesteryl ester transfer protein, CETP)的作用,HDL 颗粒内 80%的胆固醇酯会被快速转移至 VLDL 和 LDL,最后被肝脏内的 LDL 受体清除。一方面,由于 CETP 能够介导胆固醇酯从 HDL 向其他最终可被肝脏摄取的脂蛋白转运,使胆固醇酯完成从外周组织向肝脏逆向转运过程,所以 CETP 低水平可能会因为阻碍这一过程而具有致动脉粥样硬化的作用。另一方面,低 CETP 能升高 HDL 的水平,而 HDL 高水平被认为是动脉粥样硬化的保护因素。这使得 CETP 与动脉粥样硬化的关系解释存在矛盾。

(2) 抗氧化作用:HDL 的抗氧化作用与其蛋白成分如对氧磷酶-1(paraoxonase-1, PON-1)等有关。PON-1 是由 354 个氨基酸残基组成的相对分子质量为43 000的酶蛋白,其 N-末端与 HDL 相连。血浆中的 PON-1 由肝脏合成,并几乎全部存在于 HDL 中。PON-1 是一种水解有机磷的钙依赖性酶,能水解多种底物包括脂质过氧化物、胆固醇酯、氢过氧化物及 H_2O_2等。

(3) 抗炎作用:HDL 的抗炎作用与其抑制 LDL 的氧化有关。氧化的 LDL 衍生的氧化磷脂可刺激单核细胞趋化蛋白-1 等的产生,促进单核细胞向巨噬细胞转变;HDL 通过抑制 LDL 的氧化,可减轻炎症反应。另外,HDL 的抗炎作用还表现在抑制核因子 κB 的激活,减少炎症细胞因子的释放,下调黏附分子的表达,抑制补体的激活,同时减少过氧阴离子的产生,提高 NO 的生物活性,从而对血管内皮及其功能产生一定的保护作用。

(4) 抗血栓和促纤溶作用:HDL 在刺激血管内皮生成前列腺素的同时,抑制血小板的激活。一方面,HDL 抑制血小板激活剂血栓素 A_2(thromboxane A_2, TXA_2)的合成。另一方面,HDL 能够抑制血小板活化因子合成酶。此外，其能够通过激活蛋白C和蛋白S，抑制凝血酶的活性，增加内皮细胞表面的类肝素糖蛋白，从而达到抗血小板、抗血栓功能。

2）氧化修饰的HDL与动脉粥样硬化

近年来的研究显示，HDL在化学组成上与LDL相似，都含有大量的多不饱和脂肪酸，因此对氧化非常敏感，可以被多种因素氧化。HDL一旦被氧化修饰后，不但减弱其抵抗动脉粥样硬化的作用，还能通过多种途径加剧动脉粥样硬化程度。① 抑制HDL逆向转运胆固醇。由于卵磷脂-胆固醇酰基转移酶可以催化HDL中游离胆固醇的酯化，有利于HDL持续接受外周细胞流出的游离胆固醇，因而卵磷脂-胆固醇酰基转移酶在逆向转运中起着重要的作用。HDL中的ApoA-Ⅰ可以激活卵磷脂-胆固醇酰基转移酶。但是，当HDL发生氧化修饰后，ApoA-Ⅰ发生聚合，其激活卵磷脂-胆固醇酰基转移酶活性的能力显著下降，使得胆固醇的逆向转运过程受到阻碍。② 抑制LDL被氧化的能力减弱。正常的HDL具有抗氧化能力，可抑制巨噬细胞、内皮细胞和平滑肌细胞对LDL的氧化修饰，但是HDL被氧化修饰之后便丧失了抑制LDL氧化修饰的能力。目前认为，ox-HDL丧失抑制LDL氧化修饰与HDL中PON-1活性降低有关。③ 保护内皮功能的作用减弱。内皮功能障碍是动脉粥样硬化的前期改变之一。HDL中的ApoA-Ⅰ通过吸收ox-LDL中的溶血卵磷脂，促成内皮细胞生成NO，达到保护内皮功能的作用。HDL一旦发生氧化修饰后，吸收溶血卵磷脂的能力降低，同时也将造成HDL自身溶血卵磷脂含量增加。

3. 脂蛋白(a)与动脉粥样硬化脂蛋白(a)

1963年，由挪威遗传学家Berg在研究β脂蛋白变异时发现。他从血浆中分离出来的一种与LDL相似的蛋白质，通过二硫键由ApoA和ApoB连接而成。流行病学研究证明，高水平脂蛋白(a)[lipoprotein (a), Lp(a)]是动脉粥样硬化和心血管疾病的独立危险因子。

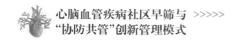

Lp(a)由LDL样部分和ApoA部分构成。LDL样部分的组成成分

与 LDL 极为相似，其脂质核心均由胆固醇酯和 TG 构成，外附着一层磷脂和游离胆固醇，另有一分子 ApoB100 与脂质成分结合。ApoB100 分子又通过二硫键与 ApoA 分子结合。ApoA 是 Lp(a)特有的载脂蛋白，与 Lp(a)的理化性能和代谢特性密切相关。

Lp(a)的基因结构与纤溶酶原的信号肽编码区完全相同，同时其他区域的类似程度达到了 75%～94%，两者基因结构相似提示两者可能是由同一前体发展形成的。因此，ApoA 不仅参与脂类代谢，而且还与血液凝固有关。由于 Lp(a)与纤溶酶原在结构上高度同源，Lp(a)经损伤的动脉内皮进入动脉壁后，可与血浆纤溶酶原竞争结合血管内皮细胞表面的纤溶酶原受体形成 Lp(a)-纤维蛋白复合物，在动脉壁中聚集，导致血栓形成，动脉壁变硬。此外，Lp(a)还可以与纤溶酶原竞争结合赖氨酸残基，从而干扰纤溶酶原转变为纤溶酶，减弱细胞周围蛋白水解的作用，降低纤溶功能和提高凝血功能，促使动脉粥样硬化斑块表面急性或慢性血栓形成，促进动脉粥样硬化病变的发生和发展。

在 ApoA 的特异性作用下，Lp(a)和巨噬细胞表面的 β_2 整合蛋白结合迁移至血管内皮下，通过激活抑制核因子 κB 表达，将炎症细胞控制在粥样硬化斑块内，从而推动了动脉粥样硬化的进程。Lp(a)能使转化生长因子-β 丧失活动从而刺激平滑肌细胞生长增殖。转化生长因子-β 的活化作用能阻碍平滑肌细胞的增殖和迁移。因此，转化生长因子-β 受到抑制后可刺激平滑肌细胞生长，造成血管狭窄，从而促进动脉粥样硬化的进程。

研究表明，Lp(a)在基质中的含量在脂蛋白脂酶(lipoptotein lipase，LPL)的作用下会显著增加，提示 LPL 是 Lp(a)与细胞外基质结合的激活剂，可促进 Lp(a)在动脉内膜迅速沉积，导致胆固醇积聚，从而增强 Lp(a)致动脉粥样硬化的作用。另外，Lp(a)受益于蛋白多糖，可与平滑肌细胞基质结合。当 Lp(a)与硫酸软骨素蛋白多糖结合后，形成新的结合位点，成为其他含 ApoB 脂蛋白(如 LDL)新的锚定点，导致更多含

ApoB的脂蛋白于动脉内膜损伤处聚集,成为动脉粥样硬化形成的基础。

(二) 血管内皮细胞功能障碍

血管内皮细胞是一层连续覆盖整个血管腔表面的扁平细胞,其附着于血管壁上,发挥屏障作用,通过为血流提供光滑的表面以维持血液正常流动。同时,内皮细胞作为血液与血管组织间的一层半透明性的屏障,促进水及小分子的交换。研究发现,血管内皮细胞作为人体最大的内分泌和效应器官,通过旁分泌和自分泌的形式合成和分泌数十种生物活性物质,如NO、内皮素、前列环素和TXA_2等作用于局部,发挥多种重要的生物学作用。

内皮损伤反应假说于1973年由Ross等首次提出。研究认为,内皮损伤在动脉粥样硬化的病变发生过程中处于始动环节。内皮细胞受到损伤后促使脂质在血液流动中进入动脉壁,进入动脉壁的脂质于内膜中聚集,趋化血液中单核细胞进入内膜,并引发中膜平滑肌细胞向内膜迁移、生长、增殖。进入内膜的单核/巨噬细胞和平滑肌细胞吞噬了大量的脂质后形成泡沫细胞。平滑肌细胞增殖后发生表型变化,分泌大量的胶原等细胞外基质,最终推动动脉粥样硬化斑块形成。

1. 血管内皮细胞损伤的机制

(1) 氧化应激:在病理条件下,如炎症反应、缺血-再灌注等会产生大量的氧自由基,使自由基清除能力下降,从而破坏机体氧化-抗氧化能力的平衡,大量活性氧在血液中存活增加,形成氧化应激状态。此外,活化的内皮细胞也会使活性氧大量产生,激活氧化应激状态,最终导致内皮损伤和内皮障碍。

(2) 黏附分子和细胞因子:中性粒细胞与内皮细胞在细胞表面的黏附分子介导下会产生黏附现象,此过程是多种血管性疾病病理变化的重要阶段。在炎症相关疾病、血管损伤性疾病以及缺血再灌注损伤等病理条件下，均可发生黏附现象。此外，如低氧、急慢性炎症、缺血损伤等，也可引起内皮细胞激活，继而表达一些黏附分子。目前所知的黏附分子主要有细胞间黏附分子-1（intercellular adhension molecule-1，ICAM-1）、血管细胞黏附分子-1（vascular cellular adhension molecule-1，VCAM-1）、E-选择素和 P-选择素等。

黏附分子在血管内皮及血管病变过程中发挥着重要的作用，其中 ICAM-1 在白细胞对内皮的紧密黏附中起关键性作用。在病理条件下，中性粒细胞及内皮细胞会释放一些细胞因子，如 TNF-α、IL-1 等，由此引起缺血后的炎症反应。同时，炎症反应使得内皮细胞、中性粒细胞表面黏附分子在炎症细胞因子的作用下表达增加，促进两者黏附，加重内皮细胞损伤。

（3）同型半胱氨酸：实验表明，高 Hcy 血症是血管内皮细胞损伤的独立危险因素，而血液中 Hcy 浓度升高或叶酸含量降低都可以导致血管内皮功能损伤。因此，补充叶酸至少可以部分减轻 Hcy 血症引起的内皮功能损伤。

（4）血脂异常：当血脂异常升高时，内皮细胞结构和功能发生改变，LDL-C 的通透性增高，内膜胆固醇聚集显著增加，导致血管壁脂质沉积。血脂水平升高损伤血管内皮细胞后，导致血管内皮细胞功能紊乱，可使收缩血管物质如内皮素、血管紧张素Ⅱ（angiotensin Ⅱ，Ang Ⅱ）分泌和合成增加，舒张血管活性物质如前列环素、NO 合成减少，使损伤部位的内皮依赖性血管丧失舒张能力，血管收缩异常。在 ox-LDL 的作用下，血管内皮细胞抑制 NO 的释放，并破坏内皮细胞受体信号的传递，增加氧自由基产生。同时，前列环素释放减少，血管内皮细胞功能失调，血管舒张功能丧失，易出现血管痉挛，引发和促进动脉粥样硬化的发生和发展。

（5）血流动力学改变：血流剪切力与血管内皮细胞的形态和功能存在重要的关系。剪切力可诱导血管内皮细胞发生重要的形态改变：

内皮细胞变长、骨架重构，其长轴沿剪切力方向排列，这种改变是时间依赖性的，且与血流速度有关。

目前，关于剪切力信号转导的研究显示，内皮细胞腔侧质膜上的分子可能是潜在的机械刺激感受器，它的膜结构主要包括离子通道、G-蛋白偶联受体、酪氨酸激酶及整合素家族，以上这些都被称为机械受体。其中酪氨酸激酶受体通路的研究已阐明 Ras 蛋白-丝氨酸/苏氨酸激酶途径，而离子通道和 G-蛋白偶联受体激活后的改变则涉及细胞内 Ca^{2+} 水平的变化。由于剪切力的改变而导致细胞内 Ca^{2+} 水平的变化，并且 Ca^{2+} 浓度在剪切力作用的数十秒内即可见显著增高。而 Ca^{2+} 本身可能是细胞凋亡的启动因素之一，并且由于内源性核酸内切酶为 Ca^{2+} 依赖性，从而可能导致该酶被激活并水解 DNA，加速细胞凋亡。

2. 血管内皮功能障碍与动脉粥样硬化

研究表明，血管内皮功能障碍存在于动脉粥样硬化的各个阶段，其与许多冠状动脉事件的发生密切相关。血管内皮功能障碍是动脉粥样硬化发生的早期事件，致使动脉粥样硬化的危险因素均可导致冠状动脉血管内皮功能障碍。

内皮细胞的功能障碍、活化及形态学损伤，都会引起血液中的单核细胞、血小板及血管壁中膜平滑肌细胞的变化，继而促使动脉粥样硬化发展。其具体机制如下：① 内皮细胞的通透性增加是动脉粥样硬化主要的起始环节。在动脉粥样硬化最早期，血液中大分子物质如脂蛋白在通透性增加的状态下经内皮细胞进入管壁，在内皮下间隙可见到 LDL 样颗粒沉积。② 使单核细胞的黏附增加。功能失调的内皮细胞由于其表面的细胞黏附分子表达增加可能会促进单核细胞的黏附，从而吸引单核细胞聚集并黏附于内皮，并迁入内皮下的间隙，经其表面的 SR 介导，大量摄取进入内膜下被氧化的脂质形成单核细胞源性的泡沫细胞。③ 分泌多种生长因子，如血小板源性生长因子等。血小板源性生长因子是一种较强的促有丝分裂因子，除可使平滑肌细胞迁移至内膜并增殖外,也促使成纤维细胞增殖,刺激微粒体产生弹性蛋白、胶原和黏多糖体,最后导致动脉粥样硬化斑块的纤维部分发展。

(三) 炎症

早在1856年,德国病理学家Virchow就提出动脉粥样硬化是动脉内膜炎症的观点,但一直未被广泛接受。随着国内外研究的发展,逐渐发现动脉粥样硬化具有变质、渗出和增生等炎症的病理变化特征。在病变的发生和发展过程中,从脂质条纹到纤维斑块和粥样斑块,至不稳定斑块的生成、破裂和血栓形成,各种炎症细胞和大量的炎症介质始终贯穿整个过程。动脉粥样硬化的各种改变可认为是慢性炎症的不同阶段,各种细胞反应本质上与炎症过程相似,属于机体对损伤的一种反应。

1. 炎症的触发机制

(1) 脂蛋白异常:修饰的LDL刺激内皮细胞表达单核细胞趋化蛋白-1,使血循环中的单核细胞进入动脉壁。在修饰的LDL作用下,单核细胞进一步分化为巨噬细胞,表达SR,结合和摄取修饰的LDL,从而转化成为特征性的充满胆固醇的泡沫细胞。巨噬细胞还能分泌多种细胞因子,其中TNF-α和IL-1可刺激内皮细胞增加黏附分子的表达,主要有VCAM-1、ICAM-1和E-选择素。这些黏附分子能将血流中的单核细胞结合迁移至内皮细胞,再在单核细胞趋化蛋白-1的作用下使之进入动脉壁;如此循环往复,促使泡沫细胞形成。

(2) 高血压:许多研究证明,高血压可以通过炎症反应促进动脉粥样硬化的发展。炎症反应已成为连接动脉粥样硬化与高血压这两种疾病的“桥梁”。高血压患者的AngⅡ水平升高。AngⅡ除了有收缩血管的作用外,也可以激活炎症反应。AngⅡ可以诱发血管内皮细胞和血管平滑肌细胞产生超氧阴离子,直接损伤血管壁。AngⅡ还可诱发血管内皮细胞和平滑肌细胞表达VCAM-1及ICAM-1等炎症因子,促进炎症和动脉粥样硬化的发生和发展。

（3）肥胖与糖尿病：肥胖不仅导致血脂紊乱、胰岛素抵抗和糖尿病，而且脂肪组织还可合成 TNF-α 等促进动脉粥样硬化炎症过程的细胞因子。糖尿病的高血糖状态会导致生物大分子糖基化修饰，最终形成高级糖化终产物。高级糖化终产物与血管内皮细胞表面的高级糖化终产物受体结合后，可以促进血管内皮细胞产生炎性细胞因子及其他致炎途径的激活。

（4）Hcy 血症：Hcy 为蛋氨酸的中间代谢产物，其被氧化后释放的氧自由基可起始炎症的级联反应。Hcy 具有干扰谷胱甘肽的合成，产生超氧化物改变凝血因子的功能，增加脂质氧化和血小板聚集及促进血管平滑肌细胞增殖等作用，并促进单核细胞释放 IL-6，诱导细胞内抑制核因子 κB 的激活，从而引起炎症反应，致使动脉粥样硬化的形成和发展。

（5）感染：早在 100 多年前就有学者将感染与动脉粥样硬化联系在一起，但这种假设一直未得到广泛认可。近年来随着有关炎症与动脉粥样硬化研究的深入，已有大量研究可证实感染假说。相关的病原微生物有疱疹病毒、腺病毒、流感病毒、CMV、幽门螺杆菌、链球菌及 Cpn 等。其中以 CMV 和 Cpn 相关程度最大，许多人类的粥样斑块中可分离出这两种病原体。

CMV 是一种疱疹病毒，多项组织学与血清学检测显示 CMV 与动脉粥样硬化密切相关。体外研究证实，CMV 可感染血管内皮细胞和平滑肌细胞，且可引起小血管的炎性浸润。CMV 感染内皮细胞可上调 ICAM-1、E-选择素等黏附分子的表达，促进白细胞和单核细胞的黏附。CMV 具有肿瘤 DNA 的病毒特性，病毒感染细胞后其 DNA 可整合进入细胞的染色体上，造成持续性或潜伏性感染。在一些危险因素如高血压、高血脂、某些病毒感染等作用下周期性地被激活、复发，从而促使平滑肌细胞增殖。平滑肌细胞增殖在动脉粥样硬化斑块形成过程中发挥着重要作用。平滑肌细胞是纤维斑块中的主要细胞成分，既能合成结缔组织的基质，也能在内皮下吞噬脂质形成泡沫样细胞，随着泡沫样细胞逐渐增多，发生肿胀、崩解，使得动脉粥样硬化斑块不稳定。

Cpn 是一种重要的呼吸道病原体，其病理学特征是慢性且持续性的感染。慢性感染引发炎症反应，造成组织瘢痕和纤维化，导致结构损伤和功能削弱。有许多关于 Cpn 与动脉粥样硬化的研究证据：① 血清学研究显示人群 Cpn 感染率很高，而有冠状动脉及其他血管疾病者阳性率更高；② 尸检发现 Cpn 存在于主动脉、冠状动脉等动脉粥样斑块中，也存在于早期损伤（如脂质条纹）中，而在其他组织中较少存在；③ Cpn 已经在冠状动脉及颈动脉粥样斑块中分离成功；④ 已经在经呼吸道感染 Cpn 小鼠和兔模型中发现冠状动脉和其他血管的动脉粥样硬化改变，而且 6 周后在其中分离到 Cpn。

体外研究证实，Cpn 可在内皮细胞、平滑肌细胞和巨细胞中生长，经呼吸道感染的 Cpn 可经单核细胞传播至各个脏器。巨噬细胞感染 Cpn 后，干扰素-γ、IL-1、TNF-α 等表达增高；血管内皮细胞感染 Cpn 后，某些黏附分子、趋化因子、生长因子及促凝血因子表达增多。Cpn 在宿主细胞表面表达新的抗原，通过机体免疫应答导致局部血管内膜损伤。受损细胞释放出过氧化物等毒性成分，改变血管通透性从而促进血栓形成。衣原体的脂多糖、蛋白成分与血清中的抗体形成免疫复合物，在受损部位沉积，激活补体，吸引中性粒细胞趋化，形成炎症。

2. 炎症致动脉粥样硬化的作用机制

动脉粥样硬化是血管壁的慢性炎症，是对血管壁损害的反应和修复过程。高血压、糖尿病和肥胖可损伤血管内皮。内皮受损后，LDL 渗入并积聚于内皮下腔，通过氧自由基的连锁反应生成 ox-LDL。ox-LDL 刺激 ICAM-1、VCAM-1、P-选择素和 E-选择素等的表达，使单核细胞、中性粒细胞和淋巴细胞黏附于内皮细胞。单核细胞趋化蛋白-1 促使单核细胞进入内膜，巨噬细胞集落刺激因子刺激单核细胞分化为巨噬细胞，吞噬和修饰脂蛋白，形成泡沫细胞。这些充满脂质的巨噬细胞通过分泌炎性介质扩大血管壁的炎性反应，增加白细胞的聚集，促进平滑肌细胞增殖和细胞外基质重构，形成了核心为脂质外围包以纤维帽及基质的粥样斑块。

在粥样斑块破裂和继发性血栓形成过程中，炎症反应发挥了决定性的作用。平滑肌细胞产生的间质胶原可维持纤维帽的稳定，而激活的巨噬细胞能产生多种基质金属蛋白酶，可有效地降解胶原和纤维帽内其他细胞外基质蛋白，使得纤维帽变薄容易破裂。激活的 T 细胞产生干扰素-γ，使平滑肌细胞合成胶原减少，纤维帽上的胶原更新能力减慢，纤维帽不断地变薄将最终导致粥样斑块的破裂。

大量国内外研究表明，炎症反应始终贯穿动脉粥样硬化的发生和发展乃至斑块破裂的整个过程。高特异性和敏感性的动脉粥样硬化炎性标志物可为动脉粥样硬化的诊断和治疗提供重要手段。目前，临床上常用的炎症标志物有 C 反应蛋白(C-reactive protein, CRP)。CRP 是由肝细胞合成的 γ 球蛋白，因可与肺炎球菌荚膜的 C 物质发生沉淀反应，故称为 C 反应蛋白。在正常人血液中 CRP 的含量极低(＜3 mg/L)，在急性炎症损伤时会急剧升高。

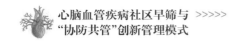

CRP 与纤维蛋白原、血清淀粉样蛋白 A 被共同称为下游急性反应期物质，是一种非特异性的炎症反应物。CRP 主要在 IL-6 的刺激下由肝脏合成，也可由粥样斑块内的平滑肌细胞和巨噬细胞产生。CRP 不只是血管炎症的旁观者，它通过激活补体，诱导细胞黏附分子和组织因子表达，介导巨噬细胞吞噬 LDL，促进单核细胞趋化蛋白-1 产生及诱导单核细胞募集，积极参与血管的炎症过程。大量的单核巨噬细胞、T 淋巴细胞浸润，刺激了斑块内 CRP 的合成，继而在部分降解的 LDL 上进行结合，增强 LDL-C 的氧化作用，加之炎症细胞的浸润，使斑块不稳定，在最薄弱的部位易发生破裂，造成血栓形成和栓塞。血清 CRP 浓度增加与动脉粥样斑块炎症反应程度相关。CRP 是预示 ACS 的一项诊断指标，可用于对冠心病的监测和随访。研究显

示，血液中 CRP 升高的心绞痛患者以后发生冠状动脉事件的危险性明显高于 CRP 不升高者。即使在正常群体中，CRP 升高者较不升高者更易患心肌梗死和脑卒中，提示 CRP 是心血管疾病发生和发展的一个危险因素。

三、临床表现的病理生理基础

(一) 冠心病的分类

1. 无症状性心肌缺血

无症状性心肌缺血是指无临床症状但客观检查有心肌缺血表现的冠心病。患者无心肌缺血症状，但在体格检查时发现心电图（静息、动态或负荷试验）有 ST 段压低、T 波倒置等变化，放射性核素显像（静息或负荷试验）或超声心动图显示有心肌缺血的表现。

2. 缺血性心肌病

缺血性心肌病型冠心病的病理基础是心肌纤维化，由心肌长期血供不足、心肌组织发生营养障碍，或大面积心肌梗死后纤维组织增生所致。其临床特点为心脏逐渐扩大，会发生心律失常和心力衰竭。

3. 心绞痛

心绞痛是由于暂时性心肌缺血引起的以胸痛为主要特征的临床综合征。根据临床表现可分为稳定型心绞痛和不稳定型心绞痛。

（1）稳定型心绞痛：是在冠状动脉硬化、狭窄的基础上，由于心肌耗氧量增加，导致心肌急剧而短暂的缺血缺氧所引起的临床综合征。

（2）不稳定型心绞痛：是指介于稳定型心绞痛和急性心肌梗死（acute myocardial infarction，AMI）之间的一组临床心绞痛综合征。不稳定型心绞痛指的是由原来的稳定型心绞痛发作频率、持续时间、严重程度增加，或者新发作的劳力性心绞痛（发生 1 个月以内），或静息时发作的心绞痛。

4. 急性心肌梗死

冠状动脉血供急剧减少或中断使得心肌严重而持久缺血，导致心肌缺血性坏死。

5. 猝死型冠心病

因原发性心脏骤停而突然死亡，多因缺血心肌局部发生电生理紊乱，引起严重的室性心律失常所致。

急性冠脉综合征（ACS）是指在冠状动脉粥样硬化的基础上发生斑块破裂、血小板黏附聚集，继而发生血栓形成或冠状动脉痉挛等，导致冠状动脉血流显著减少或完全中断而引发的以心肌缺血为主要特点的急性或亚急性临床综合征。其临床表现为不稳定型心绞痛、急性心肌梗死或心源性猝死。根据患者早期心电图改变分为以下两类。① ST 段抬高心肌梗死（ST segment elevation myocardial infarction，STEMI）常发生于富含红细胞和纤维蛋白的红血栓所致的完全性冠状动脉闭塞。② 非 ST 段抬高心肌梗死（non ST elevation myocardial infarction，NSTEMI），常发生于富含血小板的白血栓所致的非完全性冠状动脉闭塞（图 1-1-2）。

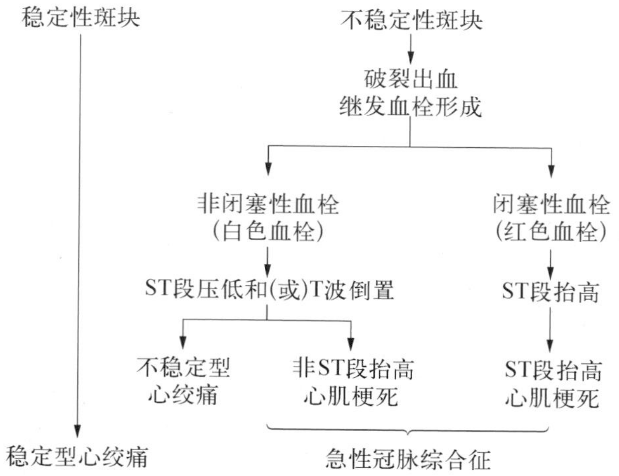

图 1-1-2　斑块稳定性对冠心病类型的影响

（二）冠心病临床表现的病理生理机制

1. 心绞痛

在冠状动脉狭窄基础上伴有心肌耗氧量增加是引起心绞痛最为常见的原因。冠状动脉粥样硬化致动脉狭窄时，如果狭窄较轻，心肌的血液供应尚能满足需要，经过休息后可无症状。但当心脏负荷突然增加，如劳累、激动、心率增快时，心肌耗氧量增加；或当冠状动脉发生痉挛时及循环血量急剧减少时，心肌血液供给不足，则引起心肌缺血、缺氧，产生心绞痛。短暂性心肌缺血、缺氧，局部酸中毒可刺激腺苷、缓激肽、组胺及5-羟色胺的释放，刺激心脏传入神经末梢，经1～5交感神经节和相应的脊髓段传入大脑皮质产生痛觉。

（1）稳定型心绞痛：以发作性胸痛为主要临床表现，疼痛的特点如下。① 部位：主要是在胸骨后或左前胸，范围常不局限，可放射至左肩、左臂内侧达无名指和小指。每次心绞痛发作部位往往是相同的。② 性质：胸痛常为压迫感、紧缩感、烧灼感，但一般不会是针刺样疼痛。发作时，患者往往不自觉地停止原有活动，直至症状缓解。③ 持续时间：疼痛出现后常逐渐加重，持续3～5 min，一般不会超过10 min，常呈阵发性发作，可数天或数星期发作一次，亦可一日内多次发作。④ 诱因：与体力劳动或情绪激动有关，疼痛多发生于劳动或激动当时而不是之后。⑤ 缓解方式：一般在停止原有诱发因素后即可缓解症状；或者舌下含服硝酸甘油也能在几分钟内缓解症状。

（2）不稳定型心绞痛：是介于稳定型心绞痛与急性心肌梗死之间的一种临床综合征。研究证实，其发病主要由于病变血管中的粥样斑块破裂、血栓形成、血管痉挛以及血小板凝聚等原因引起血管腔狭窄，即使血氧浓度正常，仍会因冠状动脉血流量原发性减少而造成心肌缺血。不稳定型心绞痛的特征：① 原有稳定型心绞痛在1个月内疼痛发作的频率增加、程度加重、时限延长、诱因发生改变，硝酸酯类药物缓解作用减弱；② 1个月内新发生的较轻负荷所诱发的心绞痛；③ 在休息状态下心绞痛发作或较轻微活动即可诱发，发作时表现有 ST 段抬高的变异型心绞痛；④ 由于贫血、感染、甲状腺功能亢进、心律失常等原因诱发的心绞痛。

2. 心肌梗死

冠状动脉粥样硬化造成管腔狭窄或闭塞而冠状动脉侧支循环尚未及时建立，一旦因某些因素使血流急剧减少甚至中断时，心肌将发生严重而持久的急性缺血，导致心肌发生坏死。急性心肌梗死发生后，缺血区域的心肌由于缺氧而不能产生足够的 ATP，致使心肌收缩力下降。由于心脏收缩功能下降造成左室射血分数降低和每搏输出量减少，加之坏死区室壁水肿、炎症、心肌僵硬度增加等原因造成心室顺应性下降，心肌舒张功能下降，导致左心室舒张期末压升高，使肺毛细血管压增高，导致肺淤血加重。

由于急性缺血、坏死导致的心肌细胞电活动异常和心律失常主要表现如下：① 窦房结缺血（右冠状动脉供血障碍所致）、迷走神经兴奋可导致心动过缓和窦性停搏；② 缺血使传导系统功能不全可导致传导阻滞；③ 由于缺血区的心肌细胞坏死及损伤程度不同，极易造成局部复极速度不均匀，这是导致折返性室性心动过速和室颤的主要原因；④ 心肌损伤时跨膜电位降低，其动作电位呈慢反应型，使心肌的自律性增强，出现异位起搏点并有可能形成异位节律，这是造成期前收缩及异位心律的主要原因。

（1）先兆：发病前数日自觉乏力、胸部不适，活动时出现心悸、气急、烦躁、心绞痛等前驱症状。心绞痛发作较以往频繁、性质较剧烈、持续时间长，硝酸甘油疗效差，诱发因素不明显。

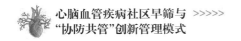

（2）临床表现：① 胸痛是最早出现且最突出的症状，多发生在凌晨，疼痛部位与性质与心绞痛相同，但诱因多不明显，且常发生在静息状态，持续时间较长，可达数小时或更长，休息或含服硝酸甘油多不能缓解。患者常伴有烦躁不安、出汗恐惧或有濒死感。部分患者的疼痛可位

于上腹部，被误认为胃穿孔、急性胰腺炎等急腹症；部分患者的疼痛可放射至颈部、下颌、咽部、肩背部。② 全身症状：包括发热、出汗、全身乏力、心动过速、白细胞计数增加和红细胞沉降率增快等，是由机体对坏死物质吸收引起的全身性反应，一般在疼痛发生后 24～48 h 出现，程度与梗死范围呈正相关。③ 心律失常：多发生在起病的 1～2 d，尤以 24 h 内多见，可伴头晕、乏力、晕厥等症状。常见的是室性心律失常包括室性期前收缩、室性心动过速和心室颤动。④ 心力衰竭和心源性休克：主要是左心衰竭，患者可出现呼吸困难、咳嗽、发绀等症状，严重者发生急性肺水肿。如疼痛缓解而收缩压仍低于 80 mmHg，伴有烦躁不安、面色苍白、皮肤湿冷、脉细而快、大汗淋漓、尿量减少、神志淡漠等则为休克的表现。

急性心肌梗死患者的心电图常有典型的改变，可出现病理性 Q 波、ST 段抬高和 T 波倒置，常出现缺血心肌损伤标志物水平升高。① 心脏特异性肌钙蛋白(troponin, Tn)：急性心肌梗死患者在胸痛发作 3～4 h 后 TnT 和 TnI 开始升高，TnT 于 24～28 h、TnI 于 11～24 h 达高峰；② 肌酸磷酸激酶：起病后 6 h 升高，约 24 h 达高峰；③ 天冬氨酸转氨酶：起病后 6～12 h 升高，24～48 h 达高峰；④ 乳酸脱氢酶：起病后 8～10 h 升高，2～3 d 达高峰。

3. ACS

ACS 的临床表现有不稳定型心绞痛、急性心肌梗死或心源性猝死。过去认为冠状动脉缺血事件是因冠状动脉粥样硬化斑块缓慢进行性增大，使管腔堵塞所致。最近研究表明，冠状动脉病变的严重程度主要取决于斑块的稳定性，而不稳定斑块的破裂是 ACS 发病的主要病理基础。其发生机制如下：

（1）斑块破裂：动脉粥样硬化斑块由脂质、坏死细胞及其他残存物质混合形成，周围环绕增生的平滑肌细胞、纤维细胞、成纤维细胞、胶原纤维，同时伴有数量不等的淋巴细胞和单核巨噬细胞等炎性细胞浸润。而突出于管腔的部分，其表面除了由内皮被覆外，还有一个对斑块稳定起重要作用的纤维帽被覆。纤维帽由增生的胶原纤维、平滑肌细胞、纤维细胞组成，其厚薄及结构的稳定对斑块的稳定性有重要作用。另外，在斑块的肩部，常可见新生的小血管与较多的炎细胞浸润。多项研究表明，斑块内脂质核心的大小、浸润的炎症细胞以及纤维成分的多少，直接影响斑块的性质和病变的转归。从组织学角度来说，可把那些偏心性管腔分布的、脂质含量多(脂质核心超过斑块面积的 40%)、炎症细胞浸润明显、纤维成分少，纤维帽薄(<65 μm)及新生血管多的斑块称为不稳定斑块。

细胞凋亡在不稳定斑块形成过程中发挥重要作用。机械因素、NO、生长因子、游离的胆固醇、ox-LDL、过氧化物等均可诱导细胞凋亡。免疫组织化学检测表明，活化的胱天蛋白酶-3(caspase-3)在平滑肌细胞、内皮细胞、巨噬细胞内均有不同程度的表达，表明在斑块中这些细胞均存在凋亡现象。纤维帽中的间质胶原纤维在维持斑块结构的稳定性中起着重要的作用，而平滑肌细胞作为纤维帽中唯一产生间质胶原纤维的细胞，其凋亡增多的结果必然导致胶原纤维合成减少，进而促使纤维帽结构趋于不稳定，斑块易于破裂。此外，平滑肌细胞数量的减少也会因降低动脉粥样硬化斑块的硬度而使其变得不稳定。因此，凡能引起纤维帽中平滑肌细胞凋亡的因素，都可能增加动脉粥样硬化斑块的不稳定性。

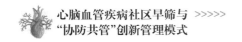

炎症反应始终贯穿于动脉粥样硬化从脂纹形成到斑块、斑块破裂以及血栓形成的全过程，在一定程度上决定着动脉粥样硬化斑块的稳定性和自然发生、发展的进程。斑块形成以后，其脂质池核心周围浸润了大量的巨噬细胞、T 淋巴细胞等炎症细胞提示病变内存在炎症反应，而炎症介质的释放又可进一步加重内皮的损伤，扩大炎症反应。炎症细胞中的 T 淋巴细胞、巨噬细胞可直接作用于纤维帽，也可通过分泌各种细胞因子、释放基质金属蛋白酶，而导致斑块外基质降解和纤维帽破坏，使得斑块变得不稳定。不稳定斑块中容易破裂的肩部区域富含炎症细胞成

分T淋巴细胞和巨噬细胞，也进一步证明了炎症反应在斑块易损机制中的作用。斑块的纤维帽中侵入的巨噬细胞越多，斑块越脆弱，这与巨噬细胞分泌基质金属蛋白酶降解细胞外基质，导致纤维帽变薄有关。活化的巨噬细胞可产生血管内皮生长因子，导致内膜新生血管的形成。新生血管主要分布在斑块的肩部和基底部，纤维帽较少。新生血管可成为炎症细胞和脂质成分进入斑块的通路。此外，新生血管因发育不完善，基底膜不完整，易于破裂和出血。

不稳定斑块破裂是由不稳定斑块本身的组织学特征及一些外界因素（如机械和血流动力学、炎症等）共同作用的结果。剧烈运动、情绪激动、寒冷等都可导致交感神经系统被激活，心肌收缩力增强，心率加快，血压升高，此时斑块所受机械压力明显增加，最终导致斑块破裂。

（2）血栓形成：50%～90%的ACS患者存在动脉粥样硬化斑块破裂，不稳定斑块的破裂暴露了诱发血栓形成的成分。主要包括胶原、脂质、巨噬细胞和组织因子，这将导致血小板聚集和凝血系统的激活，从而引起富含血小板的血栓形成，继而引起相应冠状动脉血管的血液淤积，产生富含纤维蛋白和红细胞的血栓。

（3）血管痉挛：动脉粥样硬化引起内皮细胞功能障碍，使内皮源性一氧化氮（nitric oxide，NO）、内皮源性超极化因子、前列环素（prostaglandin-I2，PGI2）等内皮源性舒张因子生成和释放减少。而内皮素-1、TXA_2、AngⅡ等内皮源性收缩因子生成和释放增加，引起内皮依赖性血管舒张或收缩反应异常，易诱发冠状动脉痉挛。

四、防治

（一）冠心病的预防

预防和控制冠心病的关键在于三级预防。一级预防：防止冠状动脉粥样硬化的发生，冠心病处于萌芽状态即阻止其发生发展。二级预防：提高全社区冠心病的早期检出率，加强治疗，防止病变发展并争取其逆转。三级预防：及时控制并发症，提高患者的生存质量，延长患者寿命。

（二）冠心病的治疗

1. 药物治疗

改善缺血、减轻症状的药物包括：① β受体拮抗剂，可以抑制心脏β肾上腺素能受体，减慢心率，减弱心肌收缩力、降低血压，从而降低心肌耗氧量以减少心绞痛发作和增加运动耐量。② 降低心肌耗氧量。此外，该类药物还可扩张冠状动脉，增加心肌供血。③ 钙通道阻滞剂，可抑制离子进入细胞，也抑制心肌细胞兴奋-收缩耦联中钙离子的利用，因而抑制心肌收缩，减少心肌氧耗；扩张冠状动脉，解除冠状动脉痉挛，改善心内膜下心肌供血；扩张周围血管，降低动脉压，减轻心脏负荷；还可降低血黏度，抗血小板聚集，改善心肌微循环。预防心肌梗死、改善预后的药物包括：阿司匹林、氯吡格雷、β受体拮抗剂、他汀类药物，以及血管紧张素受体阻滞药（angiotensin receptor blockers，ARB）和血管紧张素转化酶抑制剂（angiotensin converting enzyme inhibitor，ACEI）类药物。

部分冠心病患者因血栓造成冠状动脉持续闭塞及心肌细胞坏死，通过溶栓可使闭塞的冠状动脉再通，挽救濒死的心肌，促使梗死范围缩小，改善心室重构和心室功能。

2. 介入治疗

介入治疗是指经心导管技术疏通狭窄甚至闭塞的冠状动脉管腔，从而改善心肌血流灌注的治疗方法。治疗方法包括经皮冠状动脉内成形术、冠状动脉内支架置入术等。

3. 外科治疗

常用的外科治疗方法为主动脉-冠状动脉旁路移植术：取大隐静脉、内乳动脉等血管，一端吻合在主动脉，另一端吻合在有病变的冠状动脉段的远端，引主动脉的血流以改善该冠状动脉所供血心肌的血流供应。

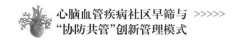

第二节 脑血管疾病

脑血管疾病是指在脑血管壁病变或血流障碍基础上发生的局限性或弥漫性脑功能障碍，是神经系统的常见病、多发病。临床上脑血管疾病多以急性发病为多，称为“脑卒中”、“脑中风”或“脑血管意外”。本病发病年龄以中、老年人居多，临床表现与受累脑血管的供血区域一致，一般表现为一侧肢体运动和感觉功能丧失、言语障碍等。

一、病因

我国脑卒中的发病率约为 2‰。每年新发脑卒中患者约为 200 万人，每年死于脑卒中的人数约为 150 万人。引起脑血管疾病的病因较多，根据解剖结构和发病机制，将引起脑血管疾病的病因归为以下几类。

（一）血管壁病变

血管壁病变包括动脉粥样硬化（约 70％的脑血管疾病患者会发生）、高血压性动脉硬化、动脉炎（风湿、结核、钩端螺旋体、梅毒等）、先天性异常（动脉瘤、血管畸形等）、血管损伤（外伤、中毒、肿瘤）等。

（二）血液流变学或血液成分异常

（1）血液黏稠度增高：如高脂血症、高血糖症、高蛋白血症、脱水、红细胞增多症、白血病、血小板增多症、骨髓瘤等。

（2）凝血机制异常：如血小板减少性紫癜、血友病、应用抗凝剂、弥漫性血管内凝血等。此外，妊娠、产后、手术后及服用避孕药等都可造成血液高凝状态。

（三）心脏功能异常及血流动力学改变

导致心脏功能异常及血流动力学改变的疾病包括高血压(占非栓塞性脑血管疾病的55%～75%)、低血压、心脏功能障碍(心力衰竭、冠心病、心房纤颤、传导阻滞)、风湿性心脏瓣膜病等。

（四）其他因素

（1）主要是大血管邻近的病变：如颈椎病、肿瘤等压迫颈部动脉，导致脑部供血不全。

（2）颅外形成的各种栓子：如空气、脂肪、癌细胞、细菌等，随血液进入颅内后形成栓塞。

二、危险因素

某些先天性原因及(或)后天获得性疾病可以增加脑血管疾病的发生率。脑血管疾病的危险因素可以分为可干预因素和非干预因素。

（一）非干预因素

（1）年龄：50岁以上中老年人脑血管疾病的发病率高于其他年龄组。研究表明，年龄每增加10岁，发病率约增加1倍。

（2）性别：男性脑血管疾病的发生率高于女性。

（3）遗传：近代遗传学研究多数认为脑血管疾病属于多基因遗传，其遗传度受环境等各种因素的影响很大。家庭中直系亲属(父母)有脑卒中病史或死于脑卒中者，其子女脑血管疾病的发生率和危险性明显增高。

（二）可干预因素

1. 原发性和继发性高血压

高血压是脑出血和脑梗死最重要的、独立的危险因素。脑卒中的发病率与收缩压和舒张压的升高都呈正相关。研究表明，老年性单纯收缩期高血压（收缩压≥160 mmHg，舒张压<90 mmHg）是脑卒中的重要危险因素。

2. 心脏疾病及功能异常

已证实伴有心脏病可增加脑卒中的危险性，如冠心病、瓣膜性心脏病（如二尖瓣脱垂、人工瓣膜）、扩张型心肌病、先天性心脏病（如卵圆孔未闭、房间隔缺损）、心脏黏液瘤等均可增加栓塞性卒中的发生率。另外，各种心律失常也是导致脑卒中的重要危险因素。有资料显示，房颤的脑卒中风险可增加 3～4 倍。

3. 糖尿病

糖尿病是缺血性脑卒中（ischemic stroke）的独立危险因素。糖尿病本身可继发小血管和大血管的多种病变以及脂代谢紊乱等。研究证实，2 型糖尿病可使缺血性脑卒中的患病风险增加 2 倍，而且脑血管疾病的病情轻重和预后与糖尿病患者的血糖水平以及病情控制程度有关。

4. 动脉粥样硬化、高胆固醇和高脂血症

研究表明，血清胆固醇和 LDL 水平升高、HDL 降低等血脂代谢紊乱与脑血管疾病有密切关系。应用他汀类调脂药在降低血脂水平的同时，也可降低脑卒中的发病率和病死率。

5. 长期吸烟及酗酒

烟草里含有的尼古丁可加速血管硬化、促使血小板聚集、刺激交感神经兴奋使血管收缩、血压升高；酗酒可加重肝脏负担、影响肝脏对脂肪的分解代谢。

6. 其他

其他可干预因素还包括长期口服避孕药等。

在上述各种可干预因素中，高血压是最常见的危险因素。舒张压和收缩压的显著升高都与脑卒中的发病率成呈相关。

临床上采用 ABCD2 评分量表对高血压和短暂性脑缺血继发脑卒中的风险进行预测，如表 1-2-1 和表 1-2-2 所示。

表 1-2-1　ABCD2 评分量表对高血压继发脑卒中风险的评估

ABCD 风险因素	情况描述	分值
A 年龄	≥60 岁	1
B 血压	收缩压>140 mmHg 或舒张压>90 mmHg	1
C 临床症状	单侧肢体运动功能减弱	2
	伴有发声困难的语言障碍	1
D 症状持续时间	≥60 min	2
	10～59 min	1
D 糖尿病史	需要口服药物或注射胰岛素	1

表 1-2-2　ABCD2 评分量表对短暂性脑缺血继发脑卒中风险的预测

总分值	风险预测	短暂性脑缺血发生脑卒中的概率(%)		
		2 d	7 d	90 d
0～3	低风险	1.0	1.2	3.1
4～5	中度风险	4.1	5.9	9.8
6～7	高度风险	8.1	12.0	18.0

三、发病机制

由于病因及干预机制不同，临床上脑血管疾病可表现为血供减少(缺血)或出血两种情况，且缺血或出血的部位及程度也因病因而异。因此，脑血管疾病有很多临床类型。

(一) 分类

1. 依据症状持续时间长短分类

(1) 短暂性脑缺血发作(transient ischemic attack，TIA)。

(2) 脑卒中。

2. 依据脑血管疾病的病理性质分类

(1) 缺血性脑卒中：包括脑血栓形成、脑栓塞。

(2) 出血性脑卒中(hemorrhagic stroke，HS)：包括脑实质出血、蛛网膜下腔出血。

3. 依据疾病发病急缓分类

(1) 急性脑血管疾病：起病时多为突然发病，包括短 TIA、脑栓塞、脑出血及蛛网膜下腔出血等。

(2) 慢性脑血管疾病：脑动脉硬化、血管性痴呆等临床上多呈慢性经过。

(二) 常见缺血性脑血管疾病的发病机制

1. 短暂性缺血性发作

TIA 俗称“小中风”，是指由于大脑特定部位的血液供应(如脑、脊髓或视网膜)缺乏而引起的短暂性神经功能障碍，不伴有梗死灶形成。由于病灶部位不同，患者的临床症状也不尽相同，多数症状为一过性黑矇、一过性偏瘫、单瘫、偏身感觉缺失、失语、失明等，一般脑内没有梗死灶形成，通常症状和体征持续几分钟。此种现象可以反复发作。

脑部某个部位血流的短暂性中断是 TIA 的主要发生机制。这种血流短暂性中断的可能原因是：动脉粥样硬化导致血管管腔部分梗阻；外周动脉血管壁上脱落的微小血栓随血流进入脑内，造成血管部分堵塞；局部血管自身调节紊乱导致痉挛。

TIA 是脑血管疾病的早期征兆，出现 TIA 的患者患脑血管意外(脑卒中)的风险率增高。有研究报道，发生 TIA 后 7 d 内脑卒中的发生率增加 11%，5 年内脑卒中的发生率增加 24%～29%。一般来说，神经症状持续时间大于 24 h 则可诊断为脑血管意外。然而，并不是所有的脑血管意外发病前都有 TIA 表现。

2. 脑血栓形成

脑血栓形成多发生于50岁以后，男性略多于女性，多在夜间或休息中发病，出现供血区的神经组织功能丧失的局灶性神经系统症状体征，主要表现为偏瘫和失语。症状可于数小时或1～2 d内加重，以后逐渐恢复。

脑血栓形成包括脑动脉和静脉系统内的血栓形成。脑动脉血栓是指脑动脉主干或皮质支动脉粥样硬化导致血管增厚、管腔狭窄闭塞和血栓形成，从而引起脑局部血流减少或供血中断，脑组织因缺血、缺氧而导致软化坏死(称为脑梗死)，临床上又称为动脉粥样硬化性脑血栓或血栓性脑梗死。静脉内血栓形成是特指颅内静脉系统及硬膜血窦内的血栓形成。尽管脑静脉血栓形成的发生率较脑动脉血栓形成少见，但其发病年龄较轻(＜40岁)，尤其多见于孕妇及服用避孕药的女性。下面主要就脑动脉粥样硬化性脑血栓的发病机制进行阐述。

脑血栓形成最常见的病因是脑动脉粥样硬化，尤其是伴有高血压时，两者可互为因果造成脑动脉管壁增厚变硬、管腔内膜粗糙、管腔变窄；在血压降低、血流缓慢或血液黏稠度增高、血小板聚集性增强等因素的作用下，凝血因子在局部聚集，激活凝血过程，从而形成血栓。

脑血栓形成的基础是脑动脉粥样硬化和粥样斑块形成所造成的血管腔狭窄。在血流缓慢、血压偏低的条件下，血液中的凝血因子及血小板在局部聚集并被激活，附着在有斑块存在的内膜表面，促使纤维蛋白原变为纤维蛋白并形成血栓，称为脑动脉血栓。当血栓或栓子的体积达到一定大小可完全堵塞血管腔时，该血管所供应区域的脑组织血供终止，脑细胞及其周围组织出现缺血、缺氧而发生坏死脑梗死。由于神经组织富含磷脂，蛋白质/磷脂比例相对较低，坏死的脑组织中心可逐渐发生液化，周边伴有程度不等的血管及细胞炎症反应。梗死灶局部相关的神经功能永久性丧失。慢性发展的脑缺血性梗死，随着时间延长，梗死灶内的软化坏死组织逐渐被清除或吸收，局部可留下腔隙空洞。

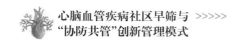

在脑计算机体层扫描(computer tomography，CT)图像上，脑缺血引起的梗死可呈现两种不同的特征性改变。一种是缺血中心区：由于血流严重不足或完全缺血导致脑细胞死亡，主要表现为脑组织坏死液化，CT 呈现透亮区。另一种是缺血半暗区：缺血中心区和正常脑血流灌注区之间的 CT 呈现半暗带区。因侧支循环的存在使得此区域的脑细胞尚保留膜泵功能及离子梯度状态，其损伤具有可逆性。随着时间的推移，半暗带可转变为正常灌注区或梗死区。目前，国内外已经根据缺血半暗带 CT 特征、以发病 3 h 或 3～6 h 的缺血治疗窗开展多中心溶栓治疗，可明显减少透亮区，促使半暗区转为正常灌注区。

3. **脑栓塞**

因外周血中出现的血栓或异常物质随血液循环进入脑内造成急性脑血管阻塞、血流中断，使其血管供应区域脑组织因缺血而发生梗死，出现如偏瘫、单瘫、失语等梗死部位神经细胞功能丧失的相应症状和体征。脑栓塞多见于患有风湿性心脏病、二尖瓣病变的青壮年患者，其瓣膜赘生物脱落成为栓子，造成脑栓塞。脑栓塞与脑血栓形成均可导致脑缺血性损伤。脑栓塞所致的脑缺血损伤常由于栓子的堵塞、局部区域的血流突然中断而引起急性脑缺血性损伤。

(1) 栓子的来源：包括心源性、非心源性及其他来源。① 心源性栓子：是引起脑栓塞的最常见病因，占脑栓塞的 60%～75%。脑栓塞通常是心脏病的重要表现之一，其中慢性心房颤动是最多见的直接原因。风湿性心脏病、二尖瓣病变患者瓣膜上赘生物脱落、感染性心内膜炎瓣膜上的炎性赘生物脱落、心肌梗死或心肌病的附壁血栓、二尖瓣脱垂、心脏黏液瘤和心脏外科手术的并发症等异常均可导致心腔内血栓形成并脱落，从而引起脑栓塞。② 非心源性栓子：主要为主动脉弓及从主动脉弓发出的大血管的动脉粥样硬化斑块和附着物脱落。③ 其他：较少见。比如，肺静脉血栓或血凝块、肺部感染、败血症引起脑栓塞；骨折或手术时产生的脂肪栓和气栓；血管内诊断治疗时所造成的血凝块或血栓脱落；癌性栓子、寄生虫虫卵栓子、异物栓子等。

（2）栓塞区内的病理与病理生理改变：当发生脑栓塞后，由于供血区域的血流中断或管腔堵塞，所属区域中心部位供血停止 6 min 后就可出现神经细胞死亡。栓塞区中心脑细胞死亡后发生液化，局部形成液化坏死灶，也称为脑梗死或脑软化。周边部分的神经细胞可发生程度不同的功能代谢障碍。

（三）常见出血性脑血管疾病的发病机制

广义的脑出血即指颅内出血，是指血液通过损伤的血管壁进入脑实质组织或颅内的解剖腔隙内。常见出血部位有脑实质出血和蛛网膜下腔出血。脑出血引起的脑卒中常比脑缺血性卒中对脑组织造成的破坏更严重，临床过程更为凶险。脑出血可使脑组织的总体积明显增大，导致颅内压显著增高，而颅内压显著增高是导致二次出血的主要因素之一，同时颅内压升高会严重影响颅内血液循环。

1. 蛛网膜下腔出血

（1）原发性蛛网膜下腔出血：约占急性脑卒中的10％，是一种非常严重的脑血管疾病，是指位于脑底部或脑表面的血管由于病变发生破裂，血液直接流入蛛网膜下腔引起的一种临床综合征。

（2）继发性蛛网膜下腔出血：是指脑实质、脑室、硬膜外或硬膜下的血管破裂出血，血液穿破脑组织流入蛛网膜下腔。引起蛛网膜下腔出血的病因及发病机制与脑出血基本相同。

2. 脑实质出血

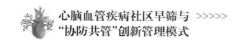

脑实质出血即通常所说的脑出血。临床上 8％～13％的脑卒中是由于脑实质出血造成的。大多数脑实质出血属于非创伤性出血，主要由血管壁本身异常或血管内压力急剧增高（如高血压）而导致的血管破溃出血。此外，脑实质出血还可发生在脑梗死的恢复阶段。由于脑缺血区血管重新恢复血流灌注，导致梗死区内出现继发性出血，也称为出血性

脑梗死。临床上，少数脑实质出血的发生是由于颅内恶性肿瘤侵蚀血管、颅内先天性或后天性血管畸形破裂而致。

脑实质出血可导致多种脑功能紊乱，临床过程长，且较脑缺血性损伤及蛛网膜下腔出血更为凶险，常伴有严重的脑水肿。脑水肿会造成颅内压升高，并挤压周围脑组织，甚至形成脑疝，病死率和致残率极高。

1）脑实质出血的好发部位

（1）基底核区：即内囊区。大约70％的脑实质出血发生在基底神经节附近。出血的具体部位可位于内囊的外侧、内侧或内外侧。

（2）其他区域：约10％发生于脑叶区域，8％～10％发生于脑桥，5％～10％发生于小脑，1％～5％发生于脑干等其他部位。大约有1/3的脑实质出血患者，出血灶内的血液可经由丘脑区域进入脑室腔。

2）出血灶局部的病理及病理生理变化

（1）大体表现：当血液由破溃的血管进入组织间隙后，早期血液常聚集于破溃血管周围，形成血肿。随着病情的进展，血肿经历3个阶段的演变。① 出血初期（<3 d）：血肿内血液处于不同程度的凝固状态，周围脑组织水肿或坏死。② 出血后1～4周：血肿内部部分液化吸收。③ 血肿最终被纤维性胶质瘢痕或空洞取代。需要强调的是：当液态血肿存在的时间≥6 h时，血肿有进一步扩大或再出血的趋势，其原因可能与多种因素有关。例如，出血后血压控制不良、凝血机制障碍、急性过度脱水治疗等。

（2）镜下表现：早期红细胞多完整，出血灶周围可见液化坏死的脑组织；24～72 h可见胶质细胞增生，小胶质细胞出现肥大变形；出血后期血肿及坏死组织逐渐被清除，局部由胶质细胞、胶质纤维及胶原纤维取代，形成胶质痕。大血肿则常留有血肿吸收后残留的空腔。

（3）脑实质出血后的继发性损伤：脑室内出血后由于血肿的形成增加了组织间液的体积，可压迫周围细胞及血管、干扰包括脑细胞在内的周围细胞膜的功能，引起局部的继发性病变，如血管痉挛、局部电解质代谢紊乱、酸中毒、细胞水肿等。由于组织间液增加及细胞水肿，出血侧脑组织体积增大，导致颅内压力增高。此外，出血灶局部常继发炎症反应。颅内压增高及炎症反应可加重出血区域脑细胞的坏死。由于神经细胞损伤后基本不可再生，因此出血灶最终将被胶质细胞增生而形成的胶质瘢痕取代。

3. 脑水肿

早期多以血管源性水肿为主，临床上头颅 CT 显示血肿周围出现低密度区，是除血肿占位效应外引起颅内压增高的另一主要原因。研究发现，脑出血后血肿周围脑组织水通道蛋白表达明显增强，且与脑水肿程度平行，提示水通道蛋白参与出血性脑水肿的发展过程。

4. 血肿周围能量代谢障碍

与缺血性脑血管意外早期即出现能量代谢异常不同，脑出血后血肿周围组织在 24 h 后才发生明显的能量代谢障碍。有研究表明脑出血 24 h后，H^{+}-ATPase 的基因表达水平明显降低，其蛋白合成减少，而同时葡萄糖转运蛋白-1 和磷酸果糖激酶的表达增强，能量的利用增加，由此而表现为能量代谢障碍。

5. 细胞坏死及凋亡

血肿中央的细胞多发生液化性坏死，周边部位的神经细胞可发生凋亡。神经细胞凋亡发生主要与出血区域内细胞内钙超载、兴奋性氨基酸(excitatory amino acid, EAA)增多以及炎性反应等诱发凋亡基因表达增强有关。细胞凋亡在脑出血早期即可发生，出血后 2～3 d 达到高峰。故早期及时清除血肿可明显减少细胞死亡。

6. 炎症损害

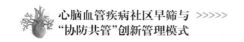

基因芯片技术动态监测发现脑实质出血的血肿周围脑组织基因表达呈现明显改变，炎症反应相关基因在脑出血后 6 h 即有明显表达，血肿周围有中性粒细胞浸润。黏附分子、TNF、白介素、单核细胞趋化因子等炎症因子表达也明显增强。另外，脑出血后补体系统也大量聚集于

出血处的微血管膜。炎症相关基因及炎症因子在出血局部的表达增强为阐明脑出血继发性损伤的分子机制提供了重要的证据。

（四）脑血管疾病导致神经元损害的主要机制

不论是脑血栓形成、脑栓塞或是脑实质出血，脑部的血液供应或血液循环即使是暂时中断数分钟，神经细胞也会死亡并且产生永久性的神经功能缺失。脑血管疾病引起神经元损害的主要机制如下。

1. 能量耗竭及酸中毒

脑组织由于代谢旺盛，对氧的需求量大，但脑本身无能量储备，因此脑组织对缺氧非常敏感。脑缺血引起缺氧可造成脑细胞有氧代谢障碍，无氧酵解增强，ATP 产生不足，同时局部乳酸堆积，pH 值下降进而导致代谢性酸中毒。脑内 ATP 及其他高能磷酸键也随之耗竭。

2. 钠泵功能障碍

由于脑缺血导致 ATP 产生不足，依赖于 ATP 运转的钠泵功能出现障碍，导致 Na^{+} 在细胞内堆积，进而发生脑细胞内水肿，使细胞功能发生障碍。

3. 兴奋性氨基酸毒性作用

有研究表明，脑缺血可引起中枢神经系统兴奋性氨基酸，特别是谷氨酸的转运及释放大量增加。同时，胶质细胞对谷氨酸的重摄取受阻、突触后膜 EAA 受体的过度激活，进而造成神经元损伤。

4. 细胞内钙超载

脑缺血导致兴奋性氨基酸释放增多及相应受体过度激活。一方面，通过离子型谷氨酸受体引起钙离子内流增加。另一方面，通过代谢型谷氨酸受体使神经细胞过度兴奋，导致 ATP 耗竭、离子泵功能障碍，使得线粒体和内质网对钙离子的摄取减少、钙结合蛋白和钙调蛋白对钙离子的结合能力下降，造成细胞内游离钙浓度增高（钙超载），从而诱发迟发型神经元死亡。

5. 氧自由基损伤

急性脑梗死时，由于氧供减少或缺乏导致ATP产生减少，以及脑细胞的正常代谢途径、自由基的产生及清除平衡受到破坏，导致氧自由基蓄积。自由基蓄积引起富含脂的神经细胞膜发生脂质过氧化反应并破坏膜蛋白结构、胞质蛋白变性及DNA碱基序列断裂等，从而使神经细胞发生多种损伤而死亡。

6. 细胞因子的损伤作用

脑缺血性损伤时细胞因子常在局部聚集，如细胞黏附因子。黏附因子促进白细胞聚集，引起继发性炎症介质的释放，从而激活中性粒细胞，促使其向缺血区聚集。一些炎症介质还可引起白细胞变形能力下降及内皮细胞肿胀。在黏附因子的影响下，白细胞和内皮细胞相互黏着，使毛细血管直径变小，进一步引起局部微循环障碍，加重缺血。

四、临床表现的病理生理基础

（一）局部影响

1. 脑梗死

脑梗死是指出血灶或梗死灶内神经细胞的功能永久性丧失。

2. 颅内压增高

颅内压是颅内容物（如脑组织、脑血流量、脑脊液）彼此相互作用并达到一定的平衡状态时所形成的压力。脑血管缺血性病变及脑出血皆可引起颅内压增高，通常后者颅内压增高明显。脑缺血发生梗死后，梗死灶内脑组织崩解液化，局部渗透压增高，可引起液体在此积聚，使脑容积变大。当发生脑血管出血时，血液进入组织间隙，使脑体积增大。当脑体积增大时，颅腔并不会随之扩张增大，因此颅内压增高。

3. 脑疝

形成局限性或弥漫性颅内压增高使部分脑组织向阻力较小的解剖

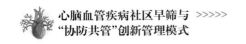

裂隙移位称为脑疝。脑疝有枕骨大孔疝(小脑扁桃体疝)、大脑镰下疝及小脑幕裂孔疝等。

(二)脑血管疾病的先兆症状

脑血管疾病的预兆征象各式各样。如果能掌握脑卒中早期症状的特征,就可在脑血液减少或中断供应时,及早采取预防及治疗措施,可显著降低脑血管疾病的发病率。脑血管疾病的众多预兆中大致可以归纳为以下五类。

1. 运动神经功能失灵

运动神经功能失灵为脑血管疾病最常见的一类预兆征象。当脑供血不足时,掌管人体运动功能的神经无法发挥作用,常见的临床表现为突发嘴歪、流口水、说话困难、吐字不清、失语或语不达意、吞咽困难、一侧肢体无力或活动不灵、持物跌落、走路不稳或突然跌跤,有的会出现肢体痉挛或跳动等。

2. 头痛或头晕

通常表现为头痛的性质和感觉与平日不同,程度较重,由间断性头痛变为持续性头痛,当头痛固定在某一部位时可能是脑出血或蛛网膜下腔出血的先兆。头痛、头晕与血压的波动密切相关。

3. 感觉功能障碍

由于脑供血不足而影响到脑部的分析区域、感觉器以及感觉神经纤维失灵,常表现为面麻、舌麻、唇麻以及一侧肢体发麻或异物感;可出现视物不清,甚至突然一时性失明,或突然眩晕感,或肢体自发性疼痛,或突然出现耳鸣、听力减退等。

4. 精神意识异常

精神意识异常表现为嗜睡、贪睡,或表现为失眠,或表现为性格变化。如孤僻、沉默寡言,或表情淡漠、多语急躁等;有的会出现短暂意识丧失或智力衰退,甚至丧失正常的判断力等。出现这些预兆时提示与脑供血不足有关。

5. 自主神经功能紊乱

自主神经功能紊乱较少见，也不具有特异性。少数患者发病前由于脑血管病变、血压波动影响脑供血而出现一些自主神经功能紊乱的症状，如全身明显乏力、出虚汗、低热、心悸或胸闷不适，有的患者会出现呃逆和恶心、呕吐等症状。

6. 外周器官出血迹象

除上述五类预兆外，少数人在脑血管疾病发病前可能会有鼻出血、眼结膜出血等现象。如眼底检查可发现视网膜出血，常预示有发生脑血管疾病的可能。

上述预兆都与血压波动、脑供血不足、血液成分改变等有关。一般来说，缺血性脑血管疾病的预兆以头痛、头晕为多见。

（三）整体功能及代谢变化

1. 剧烈头痛和呕吐

剧烈头痛和呕吐是本病常见而重要的症状，患者从突然、剧烈而难以忍受的头痛开始，常伴有呕吐。头痛及呕吐的产生是由于血液集聚于蛛网膜下腔或脑实质的某个区域，使颅内容增加而颅腔没有相应扩大，引起颅内压增高，并压迫脑组织而致。开始头痛的部位具有定位意义。例如，单侧前头痛提示小脑幕上和大脑半球内出血，后头痛提示出血部位位于后颅窝及附近。

2. 意识和精神障碍

多数患者在发病后即出现短暂性意识丧失，少数患者在起病后数小时发生。意识障碍的程度和持续时间与出血部位、出血量以及脑损害程度有关。由于老年人的脑动脉硬化、脑细胞功能减退，一旦颅内出血，颅内压增高时更易出现脑血管痉挛，脑组织缺氧、水肿，因此意识和精神障碍通常比较严重。

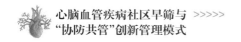

3. 颈项强直及脑膜刺激征

颈项强直及脑膜刺激症状是本病的主要阳性体征，尤其是蛛网膜下腔出血表现更为突出。颈项强直是由于支配颈肌群的颈丛神经受到血液的刺激引起颈部的伸屈肌群处于痉挛状态并伴有疼痛。脑膜刺激征包括克氏征和布氏征阳性，两者阳性皆表示脑膜受到血液刺激而发生炎症反应。脑膜刺激征的强度取决于出血量、位置和患者的年龄，表现为颈部肌肉发生痉挛、颈部僵直，或被动屈曲颈部时有阻抗，下颌不能贴近胸部，程度有轻有重。病情严重时不能屈曲颈部，甚至出现角弓反张。另外，60 岁以上的老年人，如脑膜刺激征不明显但意识障碍较重时，应引起注意。

4. 眼底变化

蛛网膜下腔出血后可出现视盘周围、视网膜前玻璃体下出血，可发生在一侧或两侧，从靠近中央静脉的视网膜和视网膜前间隙向他处扩散，外形可呈片状、条纹状、斑点状或火焰状。视网膜前出血后，随后可发生玻璃体局限性或普遍性出血，引起视力模糊或黑矇，这些体征都是诊断蛛网膜下腔出血的重要依据。这是由于血液从蛛网膜下腔向前扩散，充满了视神经鞘的蛛网膜下腔，因而使视网膜静脉回流受阻。此时，供应视网膜的动脉血液并未减少，导致视网膜静脉及毛细血管发生破裂而出血。有 20%的蛛网膜下腔出血患者由于颅内压增高，眼动脉回流受阻，可产生一侧或双侧视盘水肿。当出现颅内动脉瘤破裂引起的蛛网膜下腔出血时，视网膜静脉常有淤血表现。

5. 癫痫发作

原发性蛛网膜下腔出血后，有 9%～20%的患者可发生癫痫。癫痫发作时引发全身性肌肉强直-阵挛发作。癫痫发作提示出血量较多，出血范围较大，血液遍及整个蛛网膜下腔，血液层厚，甚至部分脑室及基底池也有积血。蛛网膜下腔出血诱发癫痫发作大多发生在出血早期，尤以出血时最为常见，部分患者以癫痫为首发症状，且短期内(1～3 d)频繁发作，过后则癫痫发作消失。蛛网膜下腔出血恢复期(2 周后)癫痫发作者相对较少。

6. 运动感觉功能丧失

脑出血时，因出血量不同可出现不同程度及类型的运动感觉功能丧失。内囊出血范围常较大，神经损害症状较重，常导致“三偏”，即对侧肢体偏瘫、偏身感觉障碍及偏盲。根据运动及感觉功能丧失的严重程度及伴随表现也有助于对出血部位进行判定。譬如，一侧丘脑出血且出血量小时，常表现为对侧轻瘫、对侧偏身感觉障碍，特别是本体感觉障碍明显；如果丘脑出血量较大时，受损部位波及对侧丘脑及下丘脑，则可出现频繁呕吐、多尿、糖尿、四肢瘫痪、双眼向鼻尖注视等表现；脑叶出血（即皮质下白质出血）还可伴随精神症状，如烦躁不安、疑虑、运动性失语等；顶叶出血时主要以对侧感觉功能障碍表现明显；颞叶出血可出现感觉性失语及精神症状；枕叶出血则以偏盲最为常见；脑桥出血早期即可出现同侧面瘫、对侧肢体瘫（称为交叉性瘫）；小脑出血则主要表现为呕吐频繁、走路不稳、讲话不清等。

临床上，脑实质出血后常表现明显的定位特点，具体如下。

（1）早期出现的神经系统症状：是指出血后短时间内出现的体征。如果是内囊外侧裂中的大脑中动脉破裂，血液流入脑实质内，临床表现为眼睑下垂、眼球运动障碍、轻偏瘫、四肢瘫、偏身感觉障碍等。当出血量较大或血肿压迫脑组织，或血管痉挛甚至脑梗死时，会出现肢体瘫痪。

（2）晚期出现神经系统定位体征：是指发生于出血 3 d 以后，一般在 4 d 至 3 周，最常见于出血后 5～10 d。绝大多数患者于 1 个月内恢复正常，少数患者也可达数月之久。体征持续存在常提示为脑血管痉挛所致，主要表现为具有定位体征的脑神经障碍。譬如，动眼神经麻痹，表现为眼球运动障碍、视野缺损；伴有剧烈头痛，提示颈内动脉与后交通动脉连接处的动脉瘤破溃等；腰腿疼，可因脑或脊髓蛛网膜下腔出血的血液流入椎管、血液刺激神经根所致，临床主要表现为腰背痛及下肢牵拉痛，行走困难。

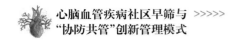

五、防治的病理生理基础

（一）预防

脑血管疾病的发生与高血压、血脂代谢紊乱等密切相关。因此，降低血脂、减轻动脉血管粥样硬化、控制高血压的发展，对减少脑血管疾病有重要的帮助作用，应从以下几方面进行预防。

1. 加强体力和体育锻炼

体力活动有利于改善血液循环，促进脂类物质消耗，减少脂类物质在血管内聚集，增加纤维蛋白溶酶活性以及减轻体重。因此，应坚持力所能及的家务劳动和体育锻炼。

2. 控制饮食

主要应限制高胆固醇、富含饱和高脂肪酸或反式脂肪酸食物的摄入量。因为高胆固醇、高反式脂肪酸食物在体内代谢耗时较长，在血管内停留时间长，易在血管壁内沉积。所以，为降低脑血管疾病的发生率，应限制肥肉、猪油、蛋黄及动物内脏等食物的摄入。同时，还要注意避免高糖、高盐饮食，因高糖饮食同样会引起脂肪代谢紊乱。应多吃豆制品、蔬菜、水果及含纤维素较多的食物，食用油以植物油为主（主要含不饱和脂肪酸）。

3. 普及脑卒中的危险因素常识

要宣传各种容易诱发脑卒中的危险因素并积极治疗，如高血压、心脏病、糖尿病、吸烟、酗酒、血脂异常、颈动脉狭窄、肥胖等。最好戒烟忌酒，因为尼古丁可损伤血管内皮细胞，造成血管内皮表面粗糙，易于脂类物质沉积。大量酗酒可损伤肝细胞的脂肪代谢能力，导致脂肪代谢障碍。尽早服用药物或改变生活方式可控制高血压的发展；积极预防动脉粥样硬化的发生，避免形成血栓阻塞血管。

4. 预防脑卒中的再次发生

首次脑卒中后 6 个月内是复发危险性最高的时期。有研究将脑卒中早期复发的时限定为初次发病后的 90 d 内。

5. 饮食预防

多吃含钾、钙丰富的食物，如土豆、茄子、海带、莴笋、牛奶、酸牛奶、虾皮等，多吃新鲜蔬菜和水果。蔬菜和水果中含有丰富的维生素，特别是维生素 C、胡萝卜素和矿物质（钙、磷、钾、镁等）以及较多的膳食纤维。维生素 C 可以降低胆固醇，增强血管的致密性，钙可防止骨骼和牙齿疏松，镁参与心肌酶的代谢，钾能维持体内渗透压的平衡，参与酶系统的活动，对脑血管起保护作用。适当补充蛋白质，每周吃 2～3 次鱼类蛋白质可以改善血管弹性和通透性，改善中枢神经系统对血压的调节功能，促使钠离子从尿中排出，从而降低血压，降低脑血管疾病的发病率。限制食盐用量，脑血管疾病的患者最理想的食盐用量为每天 6 g 左右。

（二）治疗

目前对于脑血管疾病尚缺乏特效疗法，只能通过纠正脂代谢紊乱、扩张脑血管、改善脑部血液循环等途径来减轻症状。由于目前尚无治疗脑血管疾病的特效药物和方法，因此脑血管疾病的治疗基本上是针对调节血管舒缩性能、纠正脂代谢紊乱、降低血脂浓度、活化脑细胞而采用一些药物进行辅助治疗。在用药的同时应配合康复治疗。

1. 药物治疗

（1）调脂药：目的是降低血脂水平、改善血液循环、活化脑细胞等，可选用他汀类以及新型调脂药等来降低血脂浓度。

（2）扩血管药物：可选用桂利嗪、尼莫地平、氟桂利嗪等钙离子拮抗剂。静脉应用血管扩张药时，滴速要慢，以免扩血管药快速进入体内导致血压急剧下降。

（3）活化脑细胞的药物：如 γ-氨基丁酸、吡硫醇、甲磺酸二氢麦角碱、脑活素等。

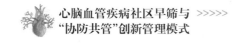

（4）降压及扩血管药物：脑出血后由于代偿反应，血压会出现短暂

升高，此时不主张使用降压药，一般发病 3 d 内不用降压药。但是如果出现以下情况可以酌情使用：平均动脉压>130 mmHg（对以往有高血压者，控制收缩压的标准为 180 mmHg，控制舒张压的标准为 100～105 mmHg），出现梗死后出血，合并高血压脑病，夹层动脉瘤引起的脑出血，出血伴有肾衰竭者；出血伴有心功能衰竭、心绞痛发作；应用溶栓疗法。采用降压药进行治疗时，应选用口服降压药或缓慢静脉给药的方法，以免血压降低导致脑灌注量下降，加重脑缺血。

为改善脑卒中患者的血液供应，临床上常采用尼莫地平等扩血管药物。尼莫地平可引起全身血管扩张，因此使用时血压会降低。使用尼莫地平时应随时注意血压的变化，输入药物时应控制滴速。另外，使用低分子右旋糖酐改善微循环时，应密切观察有无过敏现象，避免过敏性休克的发生。

（5）溶栓疗法：即采用静脉滴注组织源性凝血酶原激活物，对形成时间很短的血栓进行溶解，恢复血管再通。溶栓疗法适应于血栓或栓塞后的 6 h 以内。

使用溶栓抗凝药物时应严格把握药物剂量，密切观察患者的意识和血压的变化，注意有无出血倾向。如患者在应用溶栓抗凝疗法后出现严重的头痛、急性血压升高、呕吐，应考虑是否并发颅内出血，同时还要仔细观察在溶栓过程中有无由于小栓子脱落导致其他部位栓塞的症状，如肠系膜上动脉栓塞引起的腹痛。如果发现异常应及时处理。另外，溶栓疗法恢复脑血流重新灌注后，部分患者可能出现缺血再灌注损伤，其主要原因与缺血治疗窗时间选择不恰当有关。

尿激酶属于无定向纤溶制剂，无抗原性，不引起过敏反应，无快速低血压反应，主要不良反应为呕吐、虚脱、休克等。人工重组组织型纤溶酶原激活物（rt-PA）对血浆中纤维蛋白具有高度亲和力，能特异性作用于血块表面并与之形成一种 rt-PA——纤维蛋白复合物。同时，复合物中的赖氨酸部分被激活，纤溶酶原变为纤溶酶，之后逐层降解血块中的纤维蛋白，从而达到溶栓的效果。rt-PA 选择性高、半衰期短、无抗原性、安全有效，是目前较为常用的溶栓药物。链激酶具有全身纤溶作用，无定向性，易造成多部位出血；具有抗原性，易产生过敏反应；输注后引起血压降低。1997 年美国食品药品管理局经大规模、多中心临床试验后发现，链激酶造成的出血率、病死率、致残率均高于对照组，因而否定了该药在治疗脑梗死中的应用。

2. 手术治疗

对出血性脑血管疾病采用血肿清除术进行治疗，先对患者脑部进行 CT 检测，然后在 CT 片上确定穿刺点，最后再在患者头部确定穿刺点后进行手术。手术可采用局部麻醉，用特殊的电钻在头部钻孔，以针形血肿粉碎器先对液态、半固态血肿用血肿冲洗剂冲洗，使之融碎排出，再利用针形血肿粉碎器将血块液化剂均匀、全方位地喷送到紧密凝血块的各个部分，使血块快速同时降解，液化成流体排出。

参考文献

[1] 姚春鹏.中华经典名著全本全注全译丛书：黄帝内经[M].北京：中华书局，2010.
[2] 杨晖，陈四清.略论"脑心同治"[J].光明中医，2015，30(8)：1603-1604.
[3] 王建枝，钱睿哲.病理生理学[M].北京：人民卫生出版社，2019.
[4] 王梅，渠慎稳，杨聪玲，等.2013—2018 年济宁市城乡居民主要慢性病死亡状况及其早死概率分析[J].公共卫生与预防医学，2019，30(6)：29-32.
[5] 谭小容.硫氧还蛋白 1 在 D_5F173L 小鼠肾脏排钠功能受损中的作用与机制[D].重庆：第三军医大学，2014：1-69.
[6] 罗浩.Tempol 在调节肥胖相关性高血压大鼠肾脏 RAS 系统平衡中的作用研究[D].重庆：第三军医大学，2014：1-70.
[7] 王燕.血管内皮功能与高血压合并糖尿病相关性研究进展及临床观察[D].北京：北京中医药大学，2014：1-68.
[8] 刘永生.内皮型一氧化氮合酶基因多态性与原发性高血压发病相关性的研究[D].吉林：吉林大学，2014：1-132.
[9] 褚瑜光.盐敏感性高血压患者血清"Ghrelin-生长激素信号系统"蛋白表达与中医证候学相关性研究[D].北京：中国中医科学院，2017：1-258.
[10] 张婵娟，石雅宁，廖端芳，等.高血压病血管重塑的分子机制及中医药干预[J].

生理学报，2019，71(02)：235－247.
[11] Garney W R, Patterson M S, Garcia K, et al. Interorganizational network findings from a nationwide cardiovascular disease prevention initiative[J]. Eval Program Plann, 2020, 79: 101771.
[12] 汪煜.超重、肥胖和2型糖尿病与CVD的关系[D].天津：天津医科大学，2019：1－85.
[13] Dam V, Dobson A J, Onland-Moret N C, et al. Vasomotor menopausal symptoms and cardiovascular disease risk in midlife: a longitudinal study[J]. Maturitas, 2020,133: 32－41.
[14] Gil-Terrón N, Cerain-Herrero M J, Subirana I, et al. Cardiovascular risk in mild to moderately decreased glomerular filtration rate, diabetes and coronary heart disease in a southern European region[J]. Rev Esp Cardiol (Engl Ed), 2020, 73(3): 212－218.
[15] 葛均波，徐永健，王辰.内科学[M].北京：人民卫生出版社，2018.

第二章

心脑血管疾病流行病学现状

心脑血管疾病是全球主要的死亡病因和疾病负担，而冠心病、脑卒中等心脑血管疾病更为我国带来了巨大的社会和经济负担。遗传和环境因素可影响心脑血管疾病的发生。目前我国心脑血管疾病的患病率和发病率呈上升趋势，死亡率呈下降趋势，高血压的控制率有待提高，肥胖和高胆固醇血症的发生风险有所增加，控制心脑血管疾病危险因素刻不容缓。自党的十九大以来，“健康中国”已成为国家战略，国务院办公厅印发的《中国防治慢性病中长期规划（2017—2025年）》明确提出了一系列心脑血管疾病的防控目标，为全方位、全周期保障人民健康指明了方向。

我国政府较早开展了慢病防控工作，采取了一系列强有力的措施，在某些领域取得了良好的效果。但我国慢病防控工作仍面临许多困难和挑战，各级政府和部门同心协力，在关键的政策落实上下实锤，为打赢攻坚战做好准备。

第一节 国外心脑血管疾病的流行病学现状

20 世纪六七十年代，心血管疾病被视为高收入国家的常见病，典型的心脏病患者均是美国中产阶级或是欧洲的一些行政管理人员。但据当时的流行病学专家称，到 21 世纪，典型的心脏病患者将是莫斯科的出租车司机或是孟买工厂的工人。所以那时心脑血管疾病在发展中国家还鲜为人知。然而，各种因素的综合影响正在改变全球心脑血管疾病的流行情况。心脑血管疾病的高流行趋势和高疾病负担的影响正由发达国家转向发展中国家，这种情况与各国历史上的心脑血管疾病模式相似。最初，心脑血管疾病发生于社会和经济地位均较高的人群中。而后来，随着国家的兴旺发达，社会地位较低的人群也开始患心脑血管疾病，即所谓"富人的疾病"的观念已经逐渐不复存在。

一、发病率

全球疾病负担（global burden of disease, GBD）数据显示，2019 年全球新发心血管疾病共 5 545 万人（发病率为 716.67/10 万），其中男性 2 781万人（发病率为 716.65/10 万），女性 2 763 万人（发病率为 716.68/10 万）。高收入国家的心血管疾病发病率高于中低收入国家。2019 年全球高收入国家新发心脑血管疾病的患者数为1 074万人（发病率 1 060.11/ 10 万），中低收入国家的新发心血管疾病患者数为 1 011 万人（发病率为 573.14/10 万）。2019 年脑卒中的 GBD 研究结果显示，全球有 1 222 万人新发脑卒中，全球脑卒中年龄标化发病率逐年下降，发病率最高的是非洲国家（172.32/10 万），其次是亚洲国家（170.88/10

万)(图 2-1-1)。

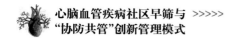

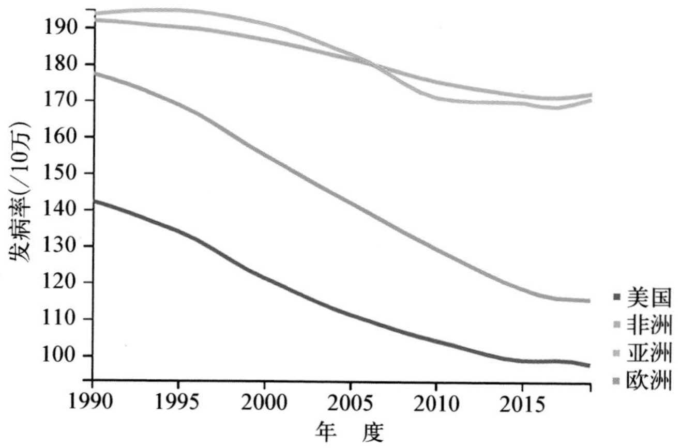

图 2-1-1 1990—2019 年全球不同地区的脑卒中年龄标准化发病率分布图(/10 万)

Collo 等研究显示,从 1990—2013 年,188 个国家的脑卒中发病率均呈下降趋势。2019 年 GBD 数据显示,1990—2019 年全球缺血性脑卒中和出血性脑卒中的年龄标化发病率呈下降趋势。其中男性缺血性脑卒中的年龄标化发病率由 1990 年的 97.2/10 万下降至 2019 年的 90.91/10 万;而女性 1990 年的缺血性脑卒中年龄标化发病率由 110/10 万下降至 2019 年的 97.22/10 万(图 2-1-2)。虽然男性和女性的缺血性脑卒中年龄标化发病率相比于 1990 年呈现下降趋势,但是近年来下降速率变缓。男性出血性脑卒中的年龄标化发病率从 81.3%下降到 60.19%,而女性从 72.02%下降到 52.53%(图 2-1-3)。总体上,发达国家脑卒中发病率高于发展中国家。在发展中国家,缺血性脑卒中在 49 岁后发病率急剧增加,而出血性脑卒中发病率在 39 岁后即显著增加。

2019 年,高收入国家的脑卒中发病人数为 167 万,低收入国家的脑卒中发病人数为 87 万。男性和女性的发病率在 55 岁之前相差不大,55

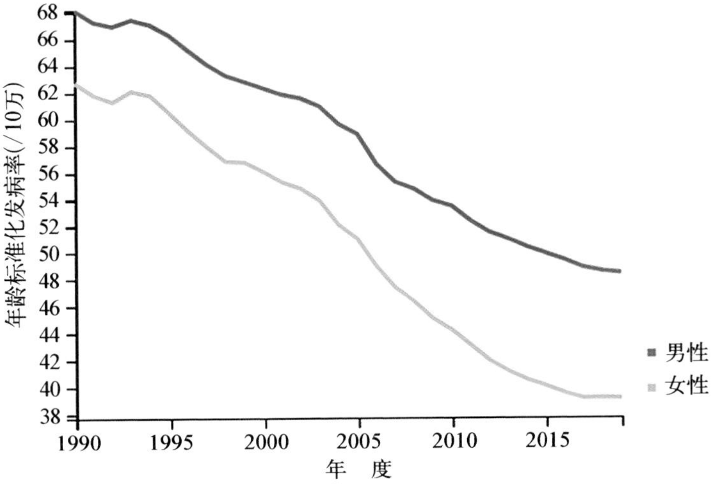

图 2-1-2　1990—2019 年全球缺血性脑卒中男性和女性的年龄标准化发病率(/10 万人)

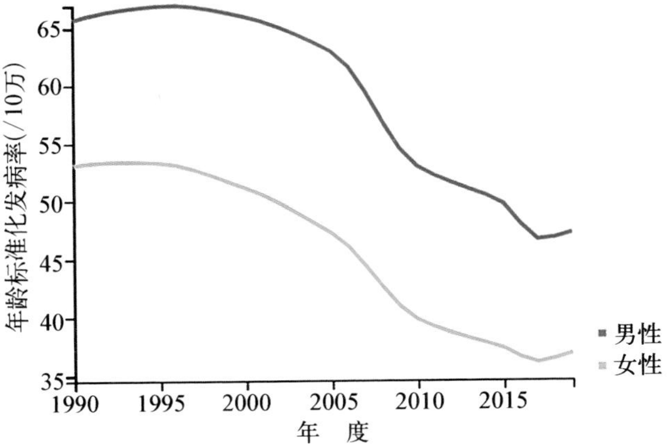

图 2-1-3　1990—2019 年全球出血性脑卒中男性和女性的年龄标准化发病率(/10 万)

岁之后男性脑卒中的发病率低于女性(图 2-1-4)。2019 年,全球新发缺血性脑卒中患者 763 万人,年龄标化的发病率相比 1990 年下降了 10.0%;新发出血性脑卒中患者 412 万人,年龄标化的发病率相比 1990 年下降了 14%。高社会人口指数(socio-demographic index, SDI)国家和中低 SDI 国家的脑卒中年龄标化发病率均有下降，但是中低 SDI 国家年龄标化发病率高于高 SDI 国家。

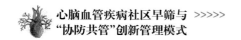

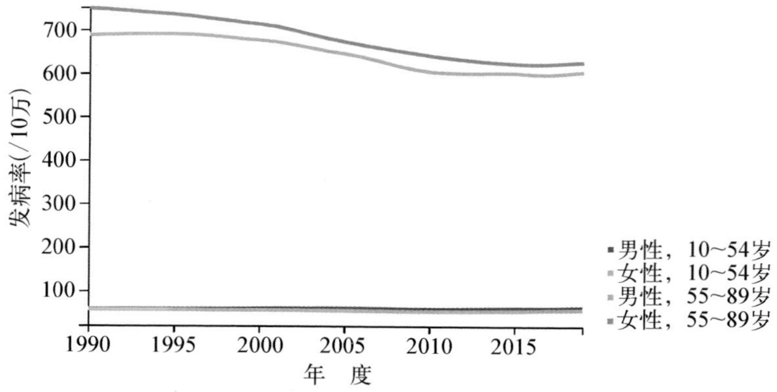

图 2-1-4　1990—2019 年全球不同年龄和性别脑卒中发病率(/10 万)

冠心病的分布受社会经济状况和地理环境因素的影响，世界上不同国家和地区乃至一个国家内部不同地区的冠心病发病率都会存在差异。WHO 心血管疾病趋势及决定因素的人群监测项目(MONICA 项目)比较了全球范围内冠心病事件 10 年的平均发生率，在男性人群中以芬兰最高，中国最低，分别为 835/万和 81/万；在女性人群中以英国最高，西班牙最低，分别为 265/万和 35/万。

在发达国家，冠心病的发病率逐年下降。Grey 等的研究表明，2005—2016 年新西兰所有年龄组男性和女性的缺血性心脏病(ischemic heart disease，IHD)发病率有所下降，男性年龄标化缺血性心脏病发病率从 900/10 万下降到 600/10 万，女性从 550/10 万下降到 330/10 万；相当于男性平均每年下降 2.7%，女性平均每年下降 3.3%。1985—1992 年，MONICA 登记资料显示，法国 Bas-Rhin 地区 35～64 岁人群中冠心病猝死标化发病率在男性人群中从 62/10 万降至 48/10 万，在女性人群中从 59/10 万降至 36/19 万。Colantonio 等的研究证实，冠心病发病率在不同种族间也有差异，在动脉粥样硬化社区风险研究

(ARIC)和脑卒中患者地理和种族差异原因队列(REGARDS)的 45～64 岁男性组中，黑种人的致命冠心病发病率是白种人的 2 倍，然而白种人的非致命冠心病发病率却高于黑种人。

二、死亡率

2019 年，全球死于慢性非传染性疾病(chronic non-communicable disease, NCD)的人数为 2 875 万，占全球总死亡人数的 50.9%，其中因心脑血管疾病导致死亡的人数为 1 856 万，75%的心血管疾病死亡事件发生在中低收入国家，缺血性心脏病和脑卒中死亡人数占所有心脑血管疾病死亡人数的 84.9%。21 世纪以来，全世界除了非洲撒哈拉沙漠地区的国家，大部分国家和地区心血管疾病的死亡率均超过感染性疾病的死亡率，心脑血管疾病成为威胁人类健康的重要因素。2009—2019 年，缺血性心脏病每年总死亡人数从 748 万上升到 913 万，脑卒中的总死亡人数从 268 万上升到 329 万。1990—2019 年，全球年龄标化的脑卒中死亡率呈下降的趋势，2019 年全球约 577 万人死于脑卒中，相比于 1990 年，年龄标化的脑卒中死亡率下降了 16.0%；约 329 万人死于缺血性脑卒中，其年龄标化死亡率下降了 12.2%；约 283 万人死于出血性脑卒中，其年龄标化死亡率下降了 37.8%。2019 年 GBD 数据显示，1990—2019 年全球脑卒中年龄标化死亡率从132.44/10 万下降至 84.19/10 万，缺血性脑卒中年龄标化死亡率从 65.54/10 万下降至 43.50/10 万，出血性脑卒中年龄标化死亡率从 55.96/10 万下降至 36.04/10 万；女性缺血性脑卒中死亡率从 62.73/10 万下降至 39.12/10 万，出血性脑卒中死亡率从 60.19/10 万下降至 34.38/10 万；男性缺血性脑卒中死亡率和出血性脑卒中死亡率分别从 68.15/10 万、74.99/10 万下降至 48.44/10 万、47.92/10 万。

自 1963 年起，美国通过国家健康调查收集国民的心脏病、高血压等相关健康信息，进行多种疾病的流行病学研究。Cheng 等根据国家健康调查收集的 1985—2014 年间的数据，对全国心血管疾病亚型死亡率趋势的分析揭示了 4 个主要发现。首先，在过去的 30 年内，糖尿病患者心血管疾病的死亡率大幅下降，糖尿病患者和非糖尿病患者之间的心血管疾病死亡率差距显著缩小。其次，亚组分析显示，年轻人的死亡率并没有显著改善。第三，按年龄、性别、种族和教育程度对成人糖尿病患者进行分组，组间心血管疾病死亡率的差异持续存在，但由于老年人和男性的死亡率下降较大，年龄和性别组间的差异有所缩小。最后，心血管疾病亚型之间的死亡率变化并不相同。

1990—2019 年全球心血管疾病的死亡率呈上升的趋势，但年龄标化后的死亡率呈下降的趋势(图 2-1-5)，这主要是与人口老龄化有关。全球死亡数据显示，2019 年缺血性心脏病和脑卒中位居造成全球减寿年数(years of life lost，YLL)原因的前三位(图 2-1-6)。

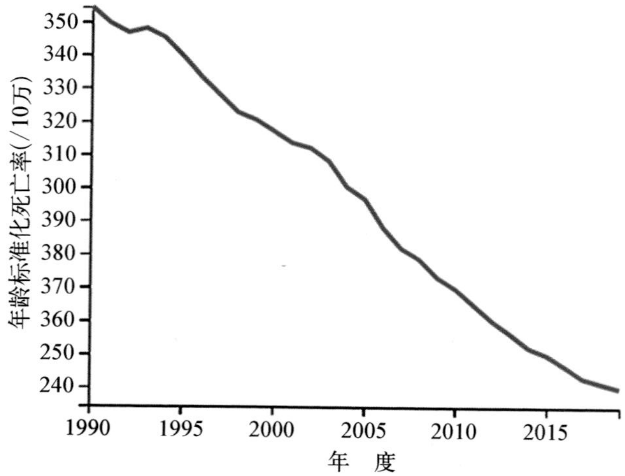

图 2-1-5 1990—2019 年全球心血管疾病年龄标化死亡率变化趋势(/10 万)

主要原因 1990	伤残调整寿命年占比，1990	主要原因 2019	伤残调整寿命年 2019	伤残调整寿命年占比变化，1990-2019	年龄标化的伤残调整寿命年占比变化，1990-2019
1 新生儿异常	10·6 (9·9 to 11·4)	1 新生儿异常	7·3 (6·4 to 8·4)	-32·3 (-41·7 to -20·8)	-32·6 (-42·1 to -21·2)
2 下呼吸道感染	8·7 (7·6 to 10·0)	2 缺血性心脏病	7·2 (6·5 to 7·9)	50·4 (39·9 to 60·2)	-28·6 (-33·3 to -24·2)
3 腹泻	7·3 (5·9 to 8·8)	3 脑卒中	5·7 (5·1 to 6·2)	32·4 (22·0 to 42·2)	-35·2 (-40·5 to -30·5)
4 缺血性心脏病	4·7 (4·4 to 5·0)	4 下呼吸道感染	3·8 (3·3 to 4·3)	-56·7 (-64·2 to -47·5)	-62·5 (-69·0 to -54·9)
5 脑卒中	4·2 (3·9 to 4·5)	5 腹泻	3·2 (2·6 to 4·0)	-57·5 (-66·2 to -44·7)	-64·6 (-71·7 to -54·2)
6 先天性出生缺陷	3·2 (2·3 to 4·8)	6 慢性阻塞性肺病	2·9 (2·6 to 3·2)	25·6 (15·1 to 46·0)	-39·8 (-44·9 to -30·2)
7 结核病	3·1 (2·8 to 3·4)	7 交通伤害	2·9 (2·6 to 3·0)	2·4 (-6·9 to 10·8)	-31·0 (-37·1 to -25·4)
8 交通伤害	2·7 (2·6 to 3·0)	8 糖尿病	2·8 (2·5 to 3·1)	147·9 (135·9 to 158·9)	24·4 (18·5 to 29·7)
9 麻疹	2·7 (0·9 to 5·6)	9 下腰痛	2·5 (1·9 to 3·1)	46·9 (43·3 to 50·5)	-16·3 (-17·1 to -15·5)
10 疟疾	2·5 (1·4 to 4·1)	10 先天性出生缺陷	2·1 (1·7 to 2·6)	-37·3 (-50·6 to -12·8)	-40·0 (-52·7 to -17·1)
11 慢性阻塞性肺病	2·3 (1·9 to 2·5)	11 艾滋病	1·9 (1·6 to 2·2)	127·7 (97·3 to 171·7)	58·5 (37·1 to 89·2)
12 蛋白质－能量营养不良症	2·0 (1·6 to 2·7)	12 结核病	1·9 (1·7 to 2·0)	-41·0 (-47·2 to -33·5)	-62·8 (-66·6 to -58·0)
13 下腰痛	1·7 (1·2 to 2·1)	13 抑郁症	1·8 (1·4 to 2·4)	61·1 (56·9 to 65·0)	-1·8 (-2·9 to -0·8)
14 自我伤害	1·4 (1·2 to 1·5)	14 疟疾	1·8 (0·9 to 3·1)	-29·4 (-56·9 to 6·6)	-37·8 (-61·9 to -6·2)
15 肝硬化	1·3 (1·2 to 1·5)	15 头痛症	1·8 (0·4 to 3·8)	56·7 (52·4 to 62·1)	1·1 (-4·2 to 2·9)
16 脑膜炎	1·3 (1·1 to 1·5)	16 肝硬化	1·8 (1·6 to 2·0)	33·0 (22·4 to 48·2)	-26·8 (-32·5 to -19·0)
17 溺水	1·3 (1·1 to 1·4)	17 肺癌	1·8 (1·6 to 2·0)	69·1 (53·1 to 85·4)	-16·2 (-24·0 to -8·2)
18 头痛症	1·1 (0·2 to 2·4)	18 慢性肾脏疾病	1·6 (1·5 to 1·8)	93·2 (81·6 to 105·0)	6·3 (0·2 to 12·4)
19 抑郁症	1·1 (0·8 to 1·5)	19 其他肌肉与骨骼疾病	1·6 (1·2 to 2·1)	128·9 (122·0 to 136·3)	30·7 (27·6 to 34·3)
20 糖尿病	1·1 (1·0 to 1·2)	20 老年性听力障碍	1·6 (1·2 to 2·1)	82·8 (75·2 to 88·9)	-1·8 (-3·7 to -0·1)
21 肺癌	1·0 (1·0 to 1·1)	21 跌倒	1·5 (1·4 to 1·7)	47·1 (31·5 to 61·0)	-14·5 (-22·5 to -7·4)
22 跌倒	1·0 (0·9 to 1·2)	22 自我伤害	1·3 (1·2 to 1·5)	-5·6 (-14·2 to 3·7)	-38·9 (-44·3 to -33·0)
23 缺铁饮食	1·0 (0·7 to 1·3)	23 妇科疾病	1·2 (0·9 to 1·5)	48·7 (45·8 to 51·8)	-6·8 (-8·7 to -4·9)
24 暴力损害	0·9 (0·9 to 1·0)	24 焦虑障碍	1·1 (0·8 to 1·5)	53·7 (48·8 to 59·1)	-0·1 (-1·0 to 0·7)
25 百日咳	0·9 (0·4 to 1·7)	25 缺铁饮食	1·1 (0·8 to 1·5)	13·8 (10·5 to 17·2)	-16·4 (-18·7 to -14·0)
27 老年性听力障碍	0·8 (0·6 to 1·1)	26 暴力损害	1·1 (1·0 to 1·2)	10·2 (3·2 to 19·2)	-23·8 (-28·6 to -17·8)
29 慢性肾脏疾病	0·8 (0·8 to 0·9)	40 脑膜炎	0·6 (0·5 to 0·8)	-51·3 (-59·4 to -42·0)	-57·2 (-64·4 to -48·6)
30 艾滋病	0·8 (0·6 to 1·0)	41 蛋白质－能量营养不良症	0·6 (0·5 to 0·7)	-71·1 (-79·6 to -59·7)	-74·5 (-82·0 to -64·5)
32 妇科疾病	0·8 (0·6 to 1·0)	46 溺水	0·5 (0·5 to 0·6)	-60·6 (-65·2 to -53·6)	-68·2 (-71·9 to -62·8)
34 焦虑障碍	0·7 (0·5 to 1·0)	55 百日咳	0·4 (0·2 to 0·7)	-54·5 (-74·6 to -16·9)	-56·3 (-75·6 to -20·3)
35 其他肌肉与骨骼疾病	0·7 (0·5 to 1·0)	71 疟疾	0·3 (0·1 to 0·6)	-89·8 (-92·3 to -86·8)	-90·4 (-92·8 to -87·5)

图 2-1-6　1990—2019 年全球过早死亡原因变化顺位表

2019 年全球因脑卒中造成的失能调整生命年（disability-adjusted life years，DALY）达 14 323 万人年；相较 1990 年，年龄标化后的 DALY 率降低了 34.2％。当年龄＜40 岁时，YLL 和伤残损失年数（years lived with disability，YLD）的年龄标化发生率均比较低；年龄越大，脑卒中造成的 YLL 和 YLD 越高，且由于脑卒中的高致死率使得 40 岁以上人群 YLL 的增长显著高于 YLD(图 2-1-7)。2019 年中低收入国家和高收入国家脑卒中的死亡率分别为100.42/ 10 万和 32.63/10 万，低收入国家年龄标准化脑卒中死亡率约为高收入国家的 3.6 倍。在全球 5 900 万例脑卒中死亡病例中有 71％发生在中低收入国家。脑卒中每年造成 102 200 万人年的 DALY 减少，其中有 89％发生在中低收入国家；其年龄标准化脑卒中相关 DALY 率约为高收入国家组的 3.7 倍。在年龄≥75 岁人群中，脑卒中的病死率为 55％，在高收入国家和中低收入国家分别为 47％和 73％；并且中低收入国家平均死亡年龄比高收入国家早 8 年。以上数据说明，相比于高收入国家，脑卒中造成的危害在中低收入国家更大。

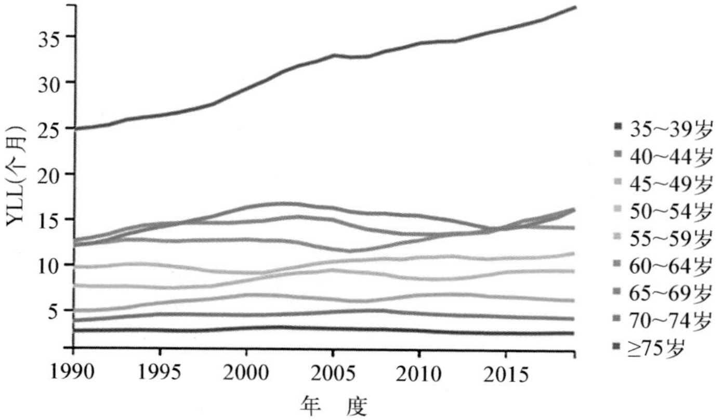

(a)

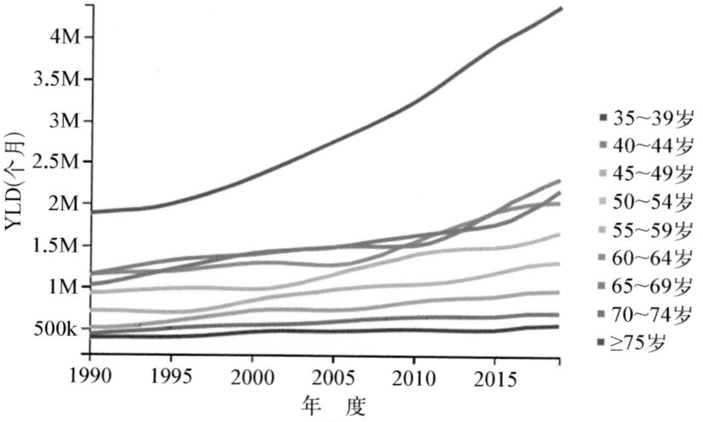

(b)

图 2-1-7 全球不同年龄脑卒中的(a)减寿年数(YLL)和(b)减寿年数伤残损失生命年

冠心病是西方国家人口的主要死因。根据美国心脏协会(American Heart Association，AHA)公布的数据，在美国每 34 秒就有一个美国人死于心血管疾病。2020 年美国的冠心病死亡人数达 38 万人。冠心病死亡率在不同性别人群之间存在差异。在美国多种族人群中均发现，男性明显高于女性，35～44 岁男性白种人冠心病死亡率约为女性的 5.2 倍。全球每年冠心病死亡人数男性约 496 万人，女性约 416 万人。年龄标化死亡率在世界各地也存在较大差异，男性最高为芬兰(398/10 万)，最低为中国(48/10 万);女性最高为英国(123/10 万),最低为西班牙(16/10 万)。在同一地区不同国家年龄标化死亡率也有较大差异,如欧洲地区英国(66.8/10 万)为法国(38.4/10 万)的 1.7 倍。冠心病死亡率在不同种族人群中亦有差异,如美国黑种人女性(133/10 万)高于白种人女性(124/10 万),这种差异现象在年龄≥75 岁人群组中更明显,此年龄段黑种人女性冠心病的死亡率相比白种人女性高 71%。

此外,日本于 1965 年成立了大脑-心血管疾病控制协会;为了控制心血管疾病的流行趋势,于 1970 年建立了日本心脏基金会。Sawai 等研究发现,1951 年日本脑卒中的死亡率为 125.2/10 万,其后 20 年间死亡率稳步上升,达到 175.8/10 万。1970 年死于脑卒中的总人数为 18 135 人,占总死亡人数的 25.4%。但自 1971 年起,脑卒中的死亡率曲线出现拐点,随后逐年下降,出血性脑卒中死亡率下降最为明显。1981 年脑卒中的死亡顺位降至第二位,1985 年退居第三位。1989 年脑卒中的死亡率为 98.5/10 万,脑卒中死亡数占总死亡人数的 15.3%。与此同时,心脏病的死亡率逐年上升,例如 1951 年为 63.3/10 万,1960 年为 73.2/ 10 万,1970 年为 86.7/10 万,1980 年为 106.2/10 万,1985 年为 117.3/10 万,1989 年为 128.1/10 万。1989 年死于心脏病的总人数为 156 831 人,占总死亡人数的 19.9%。

三、患病率

脑卒中患病率的研究相较发病率和病死率较少。Feigin 等对 10 个国家 20 世纪末的脑卒中患病率数据分析结果表明,65 岁以上人群的标化患病率为 4.6%~7.3%;西方国家缺血性脑卒中患者人数占脑卒中患者数的 67.3%~87.5%,出血性脑卒中患病人数占脑卒中患者数的 6.5%~19.6%。在调查的 3.3 万例脑卒中患者中,其中 52%发生在中低收入国家,30%发生在 75 岁以上人群,中低收入国家和高收入国家该年龄段的患病率分别为 40%和 22%，中低收入国家脑卒中发病的平均年龄比高收入国家提早约 5 年。2019 年 GBD 数据显示，全球缺血性脑卒中的患病率为 7 719.24/10 万，出血性脑卒中患病率为 2 905/10 万人。

近年来，全球脑卒中的患病率小幅上升，缺血性脑卒中患病率达 70%以上。但在 1990—2019 年间整体呈下降趋势，全球缺血性脑卒中年龄标化患病率从 969.36/10 万下降到 950.97/10 万，其中男性缺血性脑卒中年龄标化患病率从 858.52/10 万～863.51/10 万，略有上升；而女性从 1 057.83/10 万～1 025.52/10 万，略有下降。总体女性缺血性脑卒中年龄标化患病率高于男性。同时期内，出血性脑卒中的年龄标化患病率从 105.60/10 万上升至116.60/10 万，其中男性从 401.11/10 万下降至 344.98/10 万，女性从 426.98/10 万下降至 353.72/10 万。在 1990—2019 年的 29 年间，高收入国家的脑卒中年龄标化患病率下降明显，其中缺血性脑卒中下降 16.1%，出血性脑卒中下降 5.2%；而中低收入国家则下降较为缓慢，其中缺血性脑卒中增加 7.3%，出血性脑卒中下降 19.0%。

第二节　我国心脑血管疾病的流行病学现状

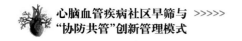

伴随着我国经济实力的提升，工业化、城镇化等的迅速发展，生活方式的改变和老年人口比例持续上升，我国正面临着心脑血管疾病、高血压、糖尿病等慢性非传染性疾病的严峻挑战。我国已成为脑血管疾病高发国家，其中脑卒中发病率、致残率、复发率高，不但危害人民健康，同时也带来了沉重的疾病负担。疾病负担数据结果显示，2019 年我国心血管疾病、脑卒中带来的伤残调整生命损失占了 12.04%，在我国所有疾病中排名第一。全国慢病的患病人群基数庞大，肥胖、高血压、糖尿病等都是心脑血管疾病的危险因素，流行趋势严重。由于这些危险因素未能得

到有效控制，致使心脑血管疾病仍呈快速上升趋势，甚至波及劳动力人口和儿童青少年人群。心脑血管疾病已不仅是一个公共卫生问题，更是一个影响我国经济和社会发展的问题。

一、发病率

Zhao 等对 25～74 岁 14 584 例北京地区人群的研究显示，1984—2004 年，心脑血管疾病发病率呈现上升态势，2004 年该区域心脑血管疾病发病率比 1984 年增加了 6.7%。GBD 数据结果显示，1990—2019 年，我国心脑血管疾病发病率持续上升，2019 年比 1990 年增加了 1 倍，男性发病率大于女性(图 2-2-1)。

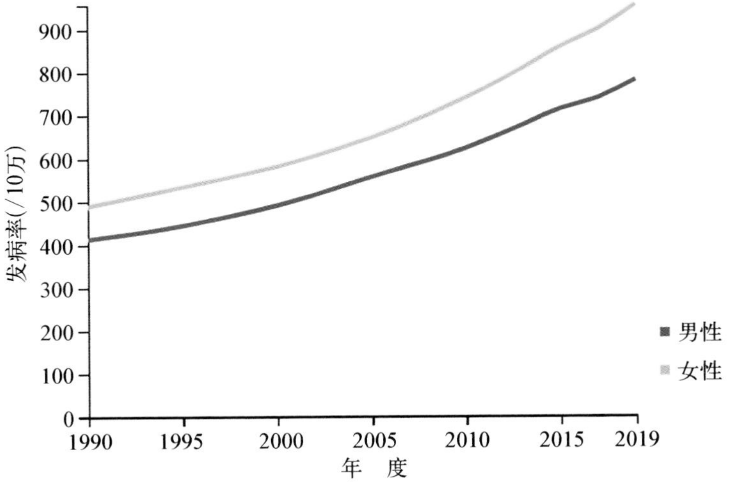

图 2-2-1 1990—2019 年我国心脑血管疾病发病率变化(/10 万)

1984—1993 年，中国同 WHO 展开的前瞻性研究(MONICA 项目)进行了急性脑卒中发病调查，发现男性标化发病率为 270/10 万、女性 161/10 万。此外，裴少芳等对住院脑卒中患者的调查结果显示，2006—2009 年年轻患者的发病率较 2002—2009 年增加了 1.3%，提示可能与当代年轻人的不良生活方式相关。2013 年，涉及我国 31 个省纳入 48 万人的大型人群研究显示，我国脑卒中的平均发病年龄约 66.4 岁，平均年龄标化后的脑卒中发病率农村显著高于城市(298.2/10 万 *vs*. 203.6/10 万)。

我国冠心病的发病率呈逐渐上升的态势，1984—1993 年北京市急性冠心病事件标化发病率的年平均增长率为 2.3%。MONICA 项目报道，1984 年北京急性冠心病事件发病率为 62/10 万，1997 年为 112/10 万，增长了 180%。广州地区 1992 年急性心肌梗死住院病例较 1984 年增加 117.6%。一项在中国 12 个省纳入 47 262 名中老年人群的队列研究显示，心血管疾病的发病率为 8.35‰，男性发病率高于女性，农村地区的发病率高于城市地区。

综上，可以看出我国心脑血管疾病的发病特征为男性高于女性，农村高于城市。

二、患病率

患病率、发病率和死亡率密切相关。高发病率、低死亡率，以及医疗技术水平的提高使得患者的病程延长均可导致高患病率。

目前，我国心血管疾病的患病人数极大，据《中国心血管病报告 2021》推算：我国心脑血管疾病患病人数为 3.3 亿，其中脑卒中为 1 300 万人，冠心病为 1 139 万人，肺源性心脏病为 500 万人，心力衰竭为 890 万人，房颤为 487 万人，风湿性心脏病为 250 万人，先天性心脏病为 200 万人，高血压为 2.45 亿人。

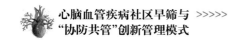

1983 年全国调查结果显示，脑血管疾病患病率为 719/10 万。《2020 年中国卫生统计年鉴》显示，2018 年我国心脏病患病率为 1 920/10 万，脑血管疾病患病率为 1 300/10 万，其中城市脑血管患病率(1 140/10 万)低于农村(1 480/10 万)。2019 年 GBD 数据显示，中国脑卒中患病率1.36%，其中男性为 1.22%，女性为 1.50%；此外，缺血性脑卒中的

患病率为 1 255.91/10 万，出血性脑卒中为 296.07/10 万。

《中国心血管健康与疾病报告 2022》显示，2013 年我国冠心病患病人数约1 139 万，患病率为 10.2‰，其中城市人口患病率为 12.3‰，农村人口为 8.1‰。

三、死亡率

预计心血管疾病患病人数仍将快速增长，所带来的负担日渐加重，尤其在农村居民中，心血管疾病造成的死亡人数将大幅增加。

2019 年城市居民心脑血管疾病的死亡率为 278/10 万，农村为 323/10 万。从 2009 年起农村的心脑血管疾病的死亡率已略高于城市，且从 2013 年起农村心脑血管疾病的死亡率增长幅度远大于城市(图2-2-2)。2019 年，心脑血管疾病为我国居民的首要死因，其中农村居民心脑血管疾病死亡占全部死因的 46.74%，城市居民心脑血管疾病死亡占全部死因的 44.26%。

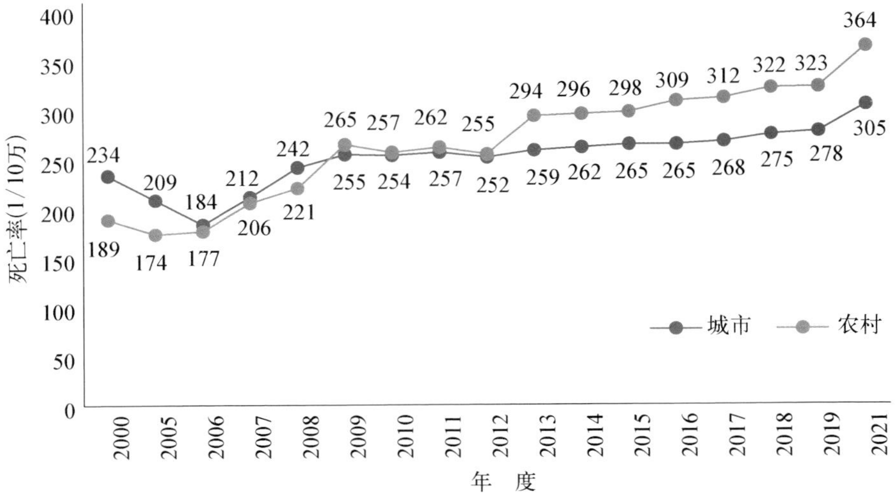

图 2-2-2 2000—2021 年中国城乡居民心脑血管疾病的死亡率变化

《中国卫生健康统计年鉴 2022》显示，2021 年城市居民心血管疾病死亡率为 165.37/10 万，为首位死因；其中男性死亡率为 171.26/10 万，死因排名位列恶性肿瘤之后，为第二位死因；女性死亡率 159.40/10 万，为首位死因。2021 年城市居民脑血管疾病的死亡率为 140.03/10 万，为第三位死因；其中男性死亡率为 155.32/10 万，死因排名位列恶性肿瘤之后，为第三位死因；女性死亡率为 159.40/10 万，为第二位死因。

在冠心病方面，2002—2020 年急性心肌梗死的死亡率总体呈上升态势，且从 2005 年开始急性心肌梗死的死亡率呈快速上升趋势，2019 年略有降低。在 2002—2006 年城市居民急性心肌梗死的死亡率高于农村，而农村地区急性心肌梗死的死亡率则在 2007 年、2009 年、2010 年 3 次超过城市地区，并且自 2012 年起农村居民急性心肌梗死的死亡率增幅明显变大，并从 2013 年起持续高于城市水平(图 2-2-3)。

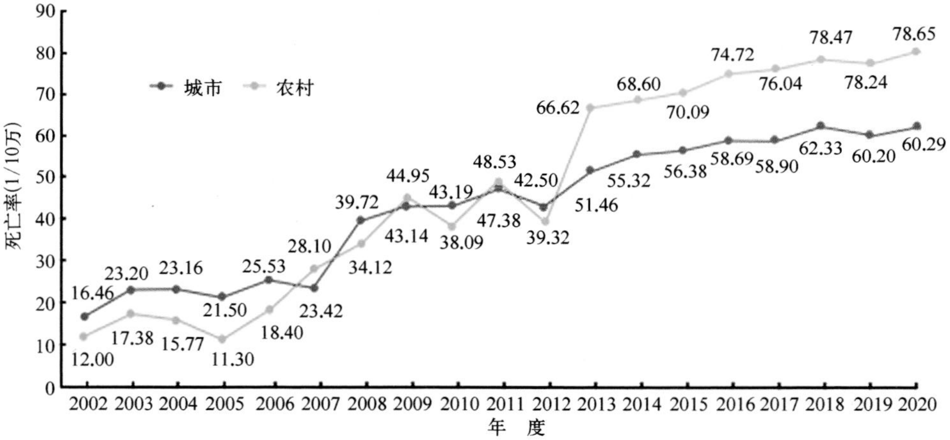

图 2-2-3　2000—2020 年中国城乡居民急性心肌梗死死亡率变化

《中国心血管健康与疾病报告 2022》指出，2003—2020 年我国脑血管疾病的死亡率逐步上升，且农村的死亡率持续高于城市；2020 年我国城市居民脑血管疾病死亡率为 135.18/10 万，占城市总死亡人数的 21.30%；农村居民脑血管疾病死亡率为 164.77/10 万，占农村总死亡人数的 23.53%(图 2-2-4)。

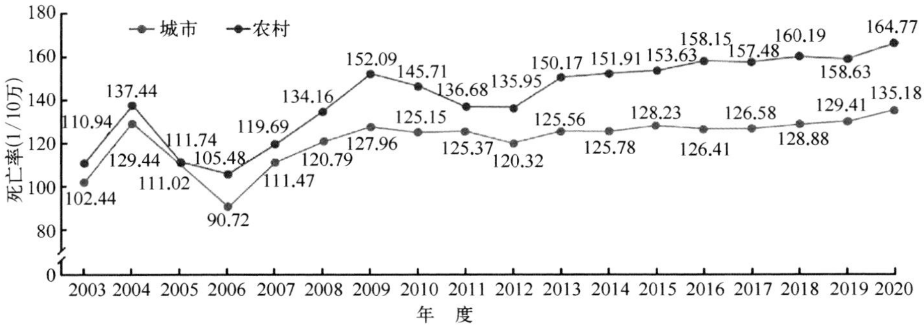

图 2-2-4　2003—2020 年中国脑血管疾病的死亡率变化

第三节　心脑血管疾病的危险因素

脑卒中和冠心病的危险因素分为可干预类(吸烟、酗酒、少动、肥胖、高血压、糖尿病、血脂异常、Hcy 等)和不可干预类(性别、年龄、种族、遗传等)。2011 年中国健康与养老追踪调查结果表明,高血压、糖尿病、血脂异常、超重/肥胖、吸烟和过量饮酒是心血管疾病患病的危险因素。对居住在新疆的中国维吾尔族、哈萨克族、蒙古族和汉族人群的研究表明,这些危险因素的聚集对心血管疾病的发生具有协同作用。此外,某些心脏病如冠心病、房颤、风湿性心脏病和心力衰竭等与脑卒中发病显著相关,有冠心病家族史的人群发生心血管疾病的风险增加。

一、不可干预因素

(一) 遗传因素

有脑卒中家族史者发病风险约增加 30%。年纪越小的患者,其父母、子女、兄弟姐妹的发病风险越大。Framingham 研究显示,母亲有缺血性脑卒中病史的人群患病风险将增加 2 倍。

冠心病的遗传流行病学研究开始较早，约一半左右的发病风险归因于遗传因素。20 世纪 80 年代，连锁分析发现家族性高胆固醇血症与 *LDLR* 基因中的片段缺失相关。随着研究的不断进行，又发现 *APOB*、*PCSK9*、*LDLRAP1*、*ABCG5*、*MEF2A*、*LRP6*、*DYRK1B* 等基因与冠心病相关。

（二）年龄和性别

脑卒中的发病率随年龄变化逐渐升高，年龄是独立的脑卒中发病危险因素。有研究显示，每增长一岁，发病风险增加 10%左右。40 岁后，每增长 5 岁，缺血性脑卒中发病风险将翻倍，出血性脑卒中发病风险增加 0.5 倍。在不同性别中，男性脑卒中发病率高，严重程度和病死率低。彭薇等研究发现，男性、绝经后女性、年龄增长均与冠心病的发生相关。

（三）种族

脑卒中的患病率和病死率在种族间存在差异。研究表明，非西班牙裔黑种人、非西班牙裔白种人、西班牙裔及亚裔太平洋岛民的脑卒中患病率分别为 4.0%、2.5%、2.3%和 1.3%。与白种人相比，黑种人、西班牙裔、拉丁美洲人的脑卒中发病率与病死率更高，且发生缺血性脑卒中的危险性将提高 1～3 倍。黑种人的冠心病并发症及不稳定型心绞痛的发生率和病死率均高于白种人。在加拿大，土著血统人群的心血管患病率是欧洲血统人群的 3.5 倍，土著女性冠心病患者的病死率比本土女性高 61%。美国黑种人妇女较白种人妇女冠心病的病死率高；黑种人较白种人更易发生心脏猝死。动脉粥样硬化好发的部位及严重程度在种族间也存在差异。

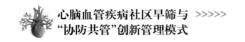

二、可干预因素

（一）高血压

高血压为心脑血管疾病最重要的独立危险因素。在我国，高血压流行情况存在地区差异。《中国心血管健康与疾病报告 2022》显示，我国 18 岁及以上居民高血压的患病率为 23.2%。《中国高血压防治指南 2018 修订版》提出，我国高血压的粗患病率为 27.9%（标化率为23.2%），相比前 5 次调查，总体患病率呈上升趋势；呈现男性高于女性、北方高于南方，大中型城市患病率较高的特点。

研究发现，大部分（70%～80%）脑卒中患者患高血压。无明显症状的高血压人群发生脑卒中的风险是正常人的 5 倍，确诊高血压者患脑卒中的风险比正常人群高 31 倍，降血压可降低脑卒中的发生率。王薇等对 11 省的队列研究发现，在缺血性脑卒中发病的危险因素中，高血压居于首位，且高血压是出血性脑卒中发病的独立危险因素。高血压也是冠心病最常见的危险因素，与冠状动脉病变支数及严重程度正相关。

（二）糖尿病

糖尿病患者罹患脑卒中的风险较非糖尿病患者高 2.82 倍；病程每增加 10 年，患脑卒中的优势比增加 2.16 倍；糖化血红蛋白（glycated hemoglobin A1c，HbA1c）每增加 2%，脑卒中的发病危险性将增加 1.94 倍。一项在芬兰进行的历时 18 年的研究结果显示，糖尿病合并冠心病与仅患冠心病的患者的生存曲线有重叠。LarsRyden 教授研究发现，糖代谢异常与心血管疾病关系密切，糖尿病患者冠心病的发病率高达 55%，冠心病发病风险可通过控制血糖水平降低。

（三）血脂异常

TC、TG和LDL-C水平升高均是冠心病发病的独立危险因素。在一项历时14年的前瞻性研究中，He等研究证明血脂异常与脑卒中的发病具有相关性。对我国10项前瞻性研究的荟萃分析表明，血清TC与年龄标化后的缺血性脑卒中事件发病呈显著正相关，相对危险度为1.13。高脂、高胆固醇类食物摄入是脂质代谢异常的主要危险因素，异常代谢的胆固醇在动脉内膜堆积成粥样脂类白色斑块，可引起动脉腔狭窄致使血流受阻，造成心脏缺血，进而引发冠心病。

（四）Hcy血症

研究证明，Hcy可增加缺血性脑卒中的风险，Hcy每增加5 μmol/L，发病风险增加1.65倍，补充叶酸可降低发病风险。Peng等研究显示，Hcy血症可使冠心病患者的病死率增加66%。刘玉薇等研究发现，急性ST段抬高心肌梗死（STEMI）患者Hcy水平明显升高。另外，冠心病患者的Hcy水平升高，病变血管支数及病变部位数也增加，表明Hcy与冠状动脉病变严重程度有关。Hcy水平可作为冠心病的评估指标之一。

（五）生活方式

生活方式与心脑血管疾病密切相关，随着经济水平的不断增长及生活方式的转变，不合理的饮食结构如高脂低纤维饮食，使肥胖和高胆固醇血症的发生风险大幅增加。研究显示，不合理饮食造成的疾病治疗费用占据了疾病保健开支的近30%。因此，改变不良的生活方式对预防心脑血管疾病的发生至关重要。

1. 吸烟

吸烟已是脑卒中公认的独立危险因素。随着吸烟量的增加和时间的增长，脑卒中的发病风险不断提高，吸烟者脑卒中的发生风险提高

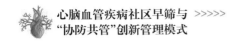

1～3倍。即使是长期被动吸烟，脑卒中的发生风险也将显著提升，两者呈现剂量反应关系。被动吸烟者发生脑卒中的风险比不吸烟者高30%，比未暴露于烟草环境者高24%。吸烟可影响血管舒缩功能，导致动脉粥样硬化，提高脑卒中的发病风险。张栓虎等的荟萃分析结果显示，人群中26%的缺血性脑卒中可归因于吸烟，干预吸烟行为可使缺血性脑卒中的发病率减少1/4以上。有研究表明，当TC浓度>5.3 mmol/L时，每日吸烟量超过20支，冠心病的患病风险增加2.87倍，吸烟量与患病风险成正相关。

2. 饮酒

研究表明，每周适量饮酒（少于300 g）可降低缺血性脑卒中的发病风险，而饮酒过量（多于300 g）则会增加发病风险。饮酒量与出血性脑卒中风险存在剂量-反应关系。

赵红梅等通过随访研究发现，饮酒能增加冠心病伴高血压患者心血管疾病死亡和全因死亡风险，且两者呈剂量-反应关系。当收缩压≥160 mmHg、舒张压≥100 mmHg、脉压差≥70 mmHg，或2级及以上冠心病伴高血压且累积饮酒量≥20盅年[饮酒盅年＝(每日饮酒毫升数/20)×饮酒年限]患者的心血管疾病死亡风险分别增加了1.53、1.63、1.25和1.37倍；全因死亡风险分别增加了2.09、1.35、0.94和1.02倍，饮酒量和血压升高对冠心病伴高血压患者死亡和全因死亡风险存在协同作用。

3. 饮食与营养

WHO的资料显示，摄入过多的饱和脂肪酸和钠是脑卒中死亡的危险因素。荟萃分析显示，蔬菜与水果的摄入是脑卒中的保护因素，即摄入越多，脑卒中的发生风险越小。钾、异黄酮和抗氧化维生素都能有效改善血管功能，减少缺血性脑卒中的发生，而新鲜蔬菜、水果中则富含这些营养物质。也有研究认为，动物蛋白、饱和脂肪和胆固醇与脑卒中存在相关性。Yang等的一项荟萃分析结果显示，摄入新鲜、加工的红肉也会增加缺血性脑卒中的风险。

Holme 等对 1 232 名高胆固醇血症患者进行了为期 5 年的随访。研究表明不饱和脂肪酸摄入增加，饱和脂肪酸与胆固醇摄入减少可以有效降低干预组血清 TC 水平，HDL-C 水平增加；相应地，干预组心血管疾病的病死率降低了 46.7%。Yokoyama 等对干预组和对照组同时给予他汀类药物治疗，而干预组额外给予不饱和脂肪酸饮食。研究结果显示，不饱和脂肪酸饮食干预可以有效减少主要心血管事件的发生。由此可见，饮食调节对于血清胆固醇水平的降低和冠心病等心血管疾病死亡的预防具有良好的效果。2016 年李立明等对约 51 万人进行了队列研究，结果证实每日新鲜水果和适量鸡蛋(每天不超过 1 个)的摄入能够降低心血管疾病的发病风险。

4. **体力活动缺乏**

体力活动是脑卒中的保护因素，适当强度的体力活动可以有效降低脑卒中的发生风险。女性健康研究进行了为期 11 年的队列研究显示，体力活动可以减少 27%～41%心脑血管疾病的发生。《2008 美国体力活动指南》指出，不活动的成人脑卒中发病风险比积极参加体力活动的人群高 25%～30%。一项为期 10 年的前瞻性队列研究结果表明，体力活动结合健康生活方式是脑卒中发生的保护因素，可减少 55%脑卒中的发生，其中缺血性脑卒中降低 71%，但出血性脑卒中变化不明显。体力活动可作为独立保护因素减少脑卒中的发生。同时可通过调节其他危险因素，如高血压、高血脂等减少脑卒中的发生。英国一项纳入 50 万人随访 6.1 年的大型队列研究显示，体育锻炼能够降低心血管疾病的发病。

对 76 例冠心病患者进行为期 20 周的康复训练，发现体力活动可有效改善患者的临床症状、收缩压、静息心率和血黏度。多数研究表明，中等强度的体力活动是冠心病的保护因素。大量研究结果显示，多种与冠心病有关的心血管危险因素可以通过科学的运动和规律的体力活动来降低其影响。也有研究结果显示，以运动为基础的康复训练可以有效降低冠心病患者的 TC、TG 和收缩压水平。

5. 肥胖

赵连成等研究显示，30.6%的脑卒中由肥胖引起。Framingham 研究显示，肥胖是女性脑栓塞发病的危险因素。美国护士队列研究指出，控制混杂因素后，体重正常者比肥胖者发生脑卒中的风险低，但是目前尚无充分的证据表明体重减轻可降低脑卒中的发生风险。但在脑卒中人群中，明显超重和肥胖的检出率达 35.6%，此现象在中年脑卒中患者中尤为明显。

肥胖是冠心病的独立危险因素，且与高血压、血脂异常、胰岛素抵抗之间具有强相关性。迟建丽等的研究表明，冠心病事件的发生率与体重指数(body mass index，BMI)水平存在明显的正相关性；Cox 回归分析结果表明，在调整混杂因素后，冠心病发病的相对危险在正常体重组、超重组和肥胖组表现为明显的上升趋势，说明 BMI 水平与冠心病成明显的正相关。

(六) 空气污染物

环境空气污染是当今社会都需要面对的主要公共卫生问题，特别是 PM 2.5 的污染。全球 90%以上的人口生活在空气污染地区，其 PM 2.5 水平超过了 WHO 的年度平均 PM 2.5 标准。全球疾病负担研究表明，2017 年全球死于环境 PM 2.5 空气污染有 294 万人，约 48%为缺血性心脏病和脑卒中。此外，PM 2.5 污染造成的疾病负担对中低收入国家(如中国和印度)影响更大。一项纳入 9 500 万人的研究表明，PM 2.5 与心脑血管疾病、呼吸系统疾病和神经系统疾病等疾病患者的住院风险相关。2019 年 WHO 发布的健康数据显示，2016 年有 700 万人死于室内和空气污染，男性标化死亡率为 128.5/10 万，女性为 101.1/10 万。同时，有大型的前瞻性队列研究表明，PM 2.5 的升高与脑卒中、糖尿病、高血压和心血管疾病发病风险均相关。

参考文献

[1] Global Health Data Exchange [OL]. Available from: https://vizhub.

healthdata.org/gbd-results/.
[2] Barker-Collo S, Bennett D A, Krishnamurthi R V, et al. Sex differences in stroke incidence, prevalence, mortality and disability-adjusted life years: Results from the global burden of disease study 2013[J]. Neuroepidemiology, 2015, 45(3): 203-214.
[3] Feigin V L, Krishnamurthi R V, Parmar P, et al. Update on the global burden of ischemic and hemorrhagic stroke in 1990-2013: The GBD 2013 study[J]. Neuroepidemiology, 2015,45(3): 161-176.
[4] 甘勇,杨婷婷,刘建新,等.国内外脑卒中流行趋势及影响因素研究进展[J].中国预防医学杂志,2019,20(02): 139-144.
[5] GBD 2017 Mortality Collaborators. Global, regional, and national age-sex-specific mortality and life expectancy, 1950-2017: a systematic analysis for the global burden of disease study 2017[J]. Lancet, 2018, 392(10159): 1684-1735.
[6] World Health Organization[OL]. Available from: https://www.who.int/en/news-room/fact-sheets/detail/cardiovascular-diseases-(cvds)/
[7] Cheng Y J, Imperatore G, Geiss L S, et al. Trends and disparities in cardiovascular mortality among U.S. adults with and without self-reported diabetes, 1988-2015[J]. Diabetes Care, 2018, 41(11): 2306-2315.
[8] Zhao D, Liu J, Wang M, et al. Epidemiology of cardiovascular disease in China: current features and implications[J]. Nat Rev Cardiol, 2019, 16(4): 203-212.
[9] 胡盛寿,高润霖,刘力生,等.《中国心血管病报告 2018》概要[J].中国循环杂志,2019,34(3): 209-220.
[10]《中国高血压防治指南》修订委员会.中国高血压防治指南 2018 年修订版[J].心脑血管病防治,2019,19(1): 1-44.
[11] Cohen A J, Brauer M, Burnett R, et al. Estimates and 25-year trends of the global burden of disease attributable to ambient air pollution: an analysis of data from the global burden of diseases study 2015[J]. Lancet, 2017, 13, 389(10082): 1907-1918.
[12] Wei Y, Wang Y, Di Q, et al. Short term exposure to fine particulate matter and hospital admission risks and costs in the Medicare population: time stratified, case crossover study[J]. BMJ, 2019, 367: 16258.
[13] Huang C, Moran A E, Coxson P G, et al. Potential cardiovascular and total mortality benefits of air pollution control in urban China[J]. Circulation, 2017,136(17): 1575-1584.
[14] Huang K, Yang X, Liang F, et al. Long-term exposure to fine particulate

matter and hypertension incidence in China[J]. Hypertension, 2019, 73(6): 1195 - 1201.

[15] Huang K, Liang F, Yang X, et al. Long term exposure to ambient fine particulate matter and incidence of stroke: prospective cohort study from the China-PAR project[J]. BMJ, 2019, 367: 16720.

[16] 宇传华,罗丽莎,李梅,等.从全球视角看中国脑卒中疾病负担的严峻性[J].公共卫生与预防医学,2016,27(01): 1 - 5.

[17] 赵红梅,崔广伟.饮酒对冠心病高血压患者心血管疾病死亡和全因死亡风险的影响研究[J].中国医学创造,2016,13(5): 6 - 9.

第三章

心脑血管疾病同治的传统理念及现状

1616年英国生理学家Harvey医生首次发现了血管系统，而直到1852年奥地利生理学家Czermak在解剖一具埃及老年女性木乃伊的主动脉时才发现了动脉粥样硬化性斑块，自此开启了人们诊断和治疗血管疾病的新篇章。从那时起，在短短的一百余年里，人们对血管疾病的研究不断深入，认识也不断深化，已经由早期的粗略观察进入如今的精准诊疗时代。2002年，Lanzer和Topol通过对血管系统疾病的总结，提出了“泛血管疾病”的概念，即以动脉粥样硬化为共同病理特征的危害心脏、大脑、肾脏等重要器官的系统性血管疾病。随着心脑血管疾病领域的循证医学研究和动脉粥样硬化机制研究的不断深入，新型抗栓、抗凝及溶栓药物不断问世，血管外科治疗和血管内科治疗的适应证也在不断拓展。“心脑同源”“心脑同治”“心脑同诊同治”等理念得到越来越多的关注和认同，心脑血管疾病同治的技术也得到不断的发展。

限于篇幅，本章仅选取动脉粥样硬化性心血管疾病和缺血性脑血管疾病“同治”的代表性药物、外科及血管内治疗做简要介绍，危险因素的控制将在本书其他章节另行阐述。

第一节　心脑血管疾病的病因治疗

一、病因明确的心脑血管疾病治疗

对于病因明确的心脑血管疾病应积极进行病因治疗。众所周知,心脑血管疾病与多种危险因素相关,包括高血压、高血脂、糖尿病及不良生活模式等。例如,高血压是心脑血管疾病的重要危险因素之一,长期、未加控制的高血压可能导致心、脑、肾等重要脏器并发症的发生。研究表明,控制血压可明显减少心脑血管事件的发生率。

二、病因不明的心脑血管疾病治疗

在心脑血管疾病病因不明的情况下,可以针对参与因素进行干预。迄今为止虽有多种动脉粥样硬化形成学说,但其发病机制仍不完全清楚。多项研究表明,血脂异常作为其最主要的危险因素,尤以LDL-C和血清 TC 异常影响最大。调节血脂能显著减缓甚至逆转动脉粥样硬化的进程。对缺血性心脑血管疾病进行分析发现,LDL-C 和(或)TC 水平升高与其具有相关性。研究表明,在冠状动脉粥样硬化性心脏病患者人群中,缺血性脑卒中的风险随着血清胆固醇水平的升高而增加。胆固醇每升高 1 mmol/L,缺血性脑卒中的患病风险相应增加 25%。另有研究显示,针对 LDL-C 和 TC 的降脂治疗,能显著降低动脉粥样硬化性心脑血管疾病的发病率、复发率、致残率及病死率,并改善患者的预后。

第二节　心脑血管疾病的药物治疗

一、调节血脂药物

改善血脂异常的治疗方案取决于患者的基础状况。不同的患者需要根据个体情况制订个体化的降脂策略，这主要体现在 LDL-C 的达标水平因人而异、因情况而异。对于超高危患者，建议血清 LDL-C 的目标值<1.4 mmol/L 且较基线降低幅度 50%以上；对于极高危患者，建议血清 LDL-C 的目标值<1.8 mmol/L 且较基线降低幅度 50%以上。而在中、高危患者中，LDL-C 的目标值为<2.6 mmol/L；在低危患者中，LDL-C 的目标值为<3.4 mmol/L。下面将针对不同调脂药物进行分类阐述。

（一）他汀类

他汀类药物也称 3-羟基-3-甲基戊二酰辅酶 A 还原酶抑制剂。他汀类调脂药能够阻断胆固醇合成的限速步骤，使内源性胆固醇降低，导致 LDL 受体水平上调，从而增加血清 LDL-C 的摄取和清除，降低血清 LDL-C 水平。此外，他汀类药物对 VLDL 的合成也有抑制作用，能降低血清 TC、血清 TG 和 ApoB 水平，并在一定程度上升高 HDL-C的水平。

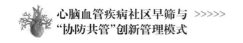

在临床实践中，他汀类药物是血脂调节治疗的基石。血脂调节治疗，首选他汀类药物。目前国内已经上市的他汀类药物有第一代的洛伐他汀、普伐他汀和辛伐他汀，第三代的阿托伐他汀、瑞舒伐他汀和匹伐他汀等。《中国成人血脂异常防治指南(2016 年修订版)》推荐将中等强度

的他汀治疗作为起始治疗方案。与标准他汀类药物治疗相比，强化他汀类药物治疗可使心脑血管疾病减少 15%。然而，由于强化他汀类药物的不良反应发生率更高，因此强化他汀方案的患者依从性也相应下降。如强化他汀治疗后血脂水平仍不能达标，则推荐不同类型的调脂药物联合使用。

（二）前蛋白转化酶枯草溶菌 9 抑制剂

在过去几十年中，使用他汀类药物降低了心脑血管疾病发生的风险，然而仍然存在部分患者需要其他的替代治疗来降低血脂水平。这是因为部分患者因肌痛、横纹肌溶解等多种原因，完全不能耐受或只能耐受小剂量他汀类药物。抑制剂是一类新型调脂药物，从 2003 年发现前蛋白转化酶枯草溶菌 9（proprotein convertase subtilisin/kexin type 9，PCSK9）靶点以来，人们迅速阐明了该靶点的作用机制。PCSK9 是一种主要在肝细胞内产生的丝氨酸蛋白酶，可导致肝细胞上的 LDL 受体的降低，减少肝细胞对血清 LDL-C 的清除，导致胆固醇浓度升高。PCSK9 抑制剂通过抑制肝细胞表面的 LDL 受体降解，增加其对血清 LDL-C 的清除，从而达到降低 LDL-C 水平的目的。研究显示，无论是 PCSK9 抑制剂单独使用还是与他汀类药物联合应用，均能显著降低 LDL-C 水平，同时还可以调节 HDL-C、Lp(a)等多个血脂指标，降低心脑血管发病风险。

抗 PCSK9 单克隆抗体的研发是调脂药的革命性创新。除此之外，针对该靶点的其他类型药物，如小分子抑制剂、反义寡核苷酸等，也在临床试验中。阿利西尤单抗[alirocumab，商品名波立达（praluent）]和依洛尤单抗[evolocumab，商品名瑞百安（repatha）]是首批上市的皮下注射型单克隆抗体，被批准用于杂合子型家族性高胆固醇血症、纯合子型家族性高胆固醇血症患者。此外，依洛尤单抗还可用于预防心血管疾病患者的心肌梗死和脑卒中。与他汀类药物相比，PCSK9 抑制剂引起肌肉相关的不良反应较少。尽管如此,充分使用他汀类药物仍然是目前应用 PCSK9 抑制剂的前提。PCSK9 抑制剂的有效性和安全性仍需要进一步高质量的临床研究验证。

(三) 贝特类

贝特类药物的作用机制主要是通过激活过氧化物酶体增殖物激活受体 α 诱导 LPL 表达及活性增加,促进脂蛋白颗粒中 TG 水解,而降低血清 TG 水平并升高 HDL-C 水平。除此之外,贝特类药物还有减轻炎症反应,降低纤维蛋白原和凝血因子水平,以及改善内皮细胞功能等作用。贝特类药物包括非诺贝特、吉非贝齐、环丙贝特和苯扎贝特等。尽管贝特类药物的临床应用以治疗 VLDL 升高为主的高胆固醇血症为主,但对正常人群中高脂血症、非家族性高脂血症和家族性高脂血症的患者同样有降脂作用。荟萃分析显示,贝特类药物能使高 TG 伴低 HDL-C 人群的心血管风险降低 10%左右。一般来讲,使用贝特类药物也可能会产生肝、肾或肌肉的不良反应,但总体发生率较低。

(四) 胆固醇吸收抑制剂

胆固醇吸收抑制剂可选择性抑制肠绒毛膜上皮细胞上的尼曼-匹克 C1 型类似蛋白 1 转运体的表达,降低其活性以减少胆固醇的吸收,从而降低血清 TC 水平。胆固醇吸收抑制剂中代表性的药物是依折麦布。作为首个胆固醇吸收抑制剂,依折麦布能够使胆固醇肠道内的吸收量降低到正常吸收量的 50%以下。依折麦布被推荐作为他汀类药物不耐受或即使使用最大耐受的他汀类药物治疗仍无法达到治疗目标的LDL-C 患者的降脂方案。尽管依折麦布已被证实能够降低 TC 和 LDL-C 的水平,但是否能改善一些"硬终点"指标,如降低心脑血管风险、改善患者预后等,仍有待进一步研究。

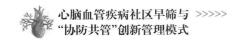

（五）其他药物

其他调节血脂药物还包括胆汁酸螯合剂、烟酸类药物、多烯脂肪酸等。胆汁酸螯合剂可在肠道内与胆汁酸结合，从而减少胆汁酸的重吸收，增加胆固醇向胆汁酸的转化，从而降低血浆胆固醇水平。烟酸类药物可通过激活 Gi 偶联的烟酸受体抑制脂解作用和增强 LPL 活性促进 TG 水解等途径降低血脂水平，但该类药物临床已较少应用。多烯脂肪酸调控胆固醇的作用机制尚不明确，但目前明确的是其能够降低 VLDL-C和 TG 的合成，而且还可以升高 TG 的清除率。另外，近年来升高 HDL 水平的药物也引起了很大的关注，主要包括烟酸类、贝特类、CETP 抑制剂等，其中又以 CETP 抑制剂作用最强。尽管临床试验显示针对 CETP 的多个抑制剂，如托彻普（torcetrapib）、达塞曲匹（dalcetrapib）、依塞曲匹（evacetrapib）、安塞曲匹（anacetrapib）以及TA-8995，可以显著升高 HDL-C 的水平，但尚无确切证据证实此类药物能够降低患心脑血管疾病的风险。

（六）调脂药物的联合应用

联合使用调脂药更容易实现血脂达标，是血脂调控治疗的新趋势。根据调脂药物的作用机制及代谢途径不同，联合降脂治疗形成了多种组合方案。由于他汀类药物的疗效肯定、成本效益高，故联合降脂治疗时多以他汀类药物作为基础用药，联合另一种作用机制不同的调脂药。当他汀类药物与胆固醇吸收抑制剂联用时，既能降低胆固醇的合成又能减少胆固醇的吸收，是较为理想的联合用药方案。有证据显示，这种联合治疗方案能够降低心脑血管疾病的风险。当他汀类药物与贝特类药物联用时能有效降低 TC 和 LDL-C 水平，同时可以升高 HDL-C 水平，也能起到很好的降脂效果；对于混合性或重度血脂异常的患者往往更有效。另外，当存在严重血脂异常且应用常规调脂药物疗效欠佳时，他汀类药物、依折麦布和 PCSK9 抑制剂三联方案显示了较好的疗效和前景，三药联合应用能更有效地降低 LDL-C 水平。值得注意的是，联合治疗可能会增加不良反应发生的风险。

二、抗血小板和抗凝药物

心脑血管动脉粥样硬化性病变中存在大量的血小板、炎性细胞和凝血物质。血小板能引起一系列的细胞反应并直接参与动脉粥样硬化的过程；各种疾病所致的动脉粥样硬化斑块内炎症活性增加、凝血系统激活等情况，在动脉粥样硬化斑块破裂和血栓形成中均起到重要作用。目前来说，抗血小板凝聚治疗是公认的预防和治疗动脉粥样硬化性心脑血管疾病的基石，而抗凝治疗也是 ACS 和房颤患者防治的关键措施。

（一）抗血小板药物

1. 影响血小板代谢酶的药物

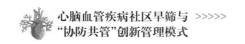

这类药物包括环氧合酶抑制剂，如阿司匹林；TXA_2 抑制剂，如奥扎格雷；磷酸二酯酶抑制剂，如双嘧达莫、西洛他唑等。临床上应用最为广泛、循证医学证据最多的抗血小板聚集药物是阿司匹林，已被全球多个国家、多个学术组织的指南推荐为心脑血管疾病抗血小板聚集治疗的首选药物。尽管如此，规律服用阿司匹林抗血小板凝聚治疗的患者仍有心脑血管疾病复发的风险。导致这种情况的原因众多，可能的因素之一是存在阿司匹林抵抗。既往证据表明，在阿司匹林抵抗的患者中增加阿司匹林的剂量可以改善这种抵抗。同时，阿司匹林不会完全抑制血小板功能，因为高浓度的二磷酸腺苷、胶原蛋白和凝血酶可以通过其他途径激活血小板。西洛他唑和阿司匹林同为影响血小板代谢酶的药物，在阿司匹林抵抗或不耐受时常作为替代药物应用，显示较好的安全性和效果。中国国家食品药品监督管理总局推荐西洛他唑用于非心源性缺血性脑

卒中的治疗，最新的中国脑卒中二级预防指南已推荐西洛他唑（100 mg，2 次/d）作为阿司匹林的替代治疗。

2. 二磷酸腺苷 P2Y12 受体阻滞剂

P2Y12 受体阻滞剂按其与受体的作用方式分两类：不可逆性 P2Y12 受体阻滞剂和可逆性 P2Y12 受体阻滞剂。不可逆性 P2Y12 受体阻滞剂包括普拉格雷、氯吡格雷及噻氯吡啶，均是无活性的药物前体。该类药物进入人体后，首先在人体内细胞色素 P450 代谢酶的作用下转化为有活性的代谢产物，然后才能与 P2Y12 受体产生不可逆的结合，进而发挥抗血小板凝聚的治疗效果。可逆性 P2Y12 受体阻滞剂是一类 ATP 拟似物，包括替格瑞洛和坎格瑞洛等。该类药物本身就有活性，因此较不可逆性 P2Y12 阻滞剂起效更快且作用更强，停药后血小板功能很快恢复正常。在临床实践中，对于已接受经皮冠状动脉介入治疗（percotaneous coronary intervention，PCI）的 ACS 患者应用阿司匹林和加氯吡格雷双联抗血小板治疗可降低其发生不良心血管事件的风险。在脑血管疾病治疗方面，Chance 及 Point 研究均显示，发病后 24 h 内联合使用 3 周阿司匹林和氯吡格雷可减少轻型脑卒中患者（NIHSS 评分≤3 分）或 TIA 患者 90 d 内缺血性脑卒中的复发率。

3. 血小板糖蛋白Ⅱb/Ⅲa 受体拮抗剂

血小板糖蛋白（glycoprotein，GP）Ⅱb/Ⅲa 受体拮抗剂（GP Ⅱb/Ⅲa receptor inhibitor，GPI）是目前效果最强、起效最快的药物，其作用于血小板聚集的最终环节，阻断纤维蛋白原与GPⅡb/Ⅲa 受体的结合。临床上常见的 GPI 有依替巴肽、替罗非班及阿昔单抗等。最早被批准用于临床的 GPI 是阿昔单抗，又称抗血小板凝聚单克隆抗体。由于其半衰期较长，潜在出血风险相对高，国内目前较少用于缺血性脑血管疾病领域。依替巴肽可竞争性、可逆性地与Ⅱb/Ⅲa受体结合，从而抑制血小板的聚集。依替巴肽衍生于在 Barbour 响尾蛇的毒液中发现的一种蛋白质环状七肽，其生物半衰期短、起效快、特异性高，药效随着给药结束而快速降低。替罗非班是一种非肽类物质，作用机制与依替巴肽类似，具有高特异性、起效快的特点。GPⅡb/Ⅲa 受体拮抗剂可用于急性缺血性脑卒中/短暂性脑缺血发作(TIA)、ACS 等的治疗。与阿司匹林和氯吡格雷不同，目前可用的 GPI 的抗血小板作用是可逆的，只有当药物与受体结合时才会出现作用。最终的抗血小板作用与受体结合的百分比直接相关。结合受体太少会限制治疗功效，而结合受体太多会损害安全性。有研究表明，至少需要抑制 80%的受体才能完全抑制血小板聚集。不足的是，由于高质量循证医学研究的缺乏，GPI 在心脑血管疾病治疗领域的最佳用药人群、用药时机、用药剂量和用药时长仍不明确，有待进一步研究。

（二）抗凝药物

在心脑血管疾病防治领域，抗凝药物的使用也占据重要的位置。目前临床上常用的抗凝药物主要包括注射用抗凝药物、口服抗凝药物、体外抗凝药物和凝血酶抑制剂等。在凝血级联反应中，凝血酶和Ⅹa 因子的作用极其重要，而两者也是目前口服抗凝药物干预的主要靶点。既往研究结果显示，与传统抗凝药物相比，新型口服抗凝药物不但能够抗凝血、防止血栓形成，还可能延缓血管壁内动脉粥样硬化的进展，减少粥样硬化斑块内血栓的体积，从而达到稳定斑块的目的。

1. 华法林

华法林作为一种疗效确切、价格低廉的抗凝剂，至今仍然是临床上使用最广泛的口服抗凝剂。该药是一种维生素 K 拮抗剂，可以抑制凝血因子(如Ⅱ、Ⅶ、Ⅸ、Ⅹ因子)在肝脏中的合成，具有较好的抗凝效果。只有当已经合成的凝血因子在体内相对耗竭后，华法林才能发挥抗凝作用。因此，华法林在体内起效较慢，在停止使用后效果也会维持较长时间。由于需要频繁地进行凝血功能监测，导致其在临床使用时患者的依从性受到一定的影响。

2. 直接凝血酶抑制剂

直接凝血酶抑制剂(direct thrombin inhibitors, DTI)是一种能阻断凝血酶活性的药物,能特异性阻断纤维蛋白原裂解为纤维蛋白的过程,从而阻断"凝血瀑布"的最后一步。DTI 不需要辅助因子参与即能发挥抗凝作用,其抗凝疗效与药物浓度相关,能够抑制游离和(或)结合的凝血酶。临床上常用的 DTI 有阿加曲班、美达加群、达比加群酯等。达比加群酯是达比加群的前体药物,是一种新型、非肽类 DTI 药物,在人体内通过非特异性酯酶水解为达比加群脂而发挥抗凝血活性。达比加群酯对脑卒中和全身血栓的防治效果和华法林相当,且显著降低了严重出血的风险。此外,达比加群脂还具有抑制血管壁内动脉粥样硬化性斑块形成和发展、降低氧化应激反应和改善内皮细胞功能的作用。

3. Ⅹa 因子抑制剂

近年来,新型口服Ⅹa 因子抑制剂在抗凝治疗领域成为热点。新型口服Ⅹa 因子抑制剂因其良好的有效性、可耐受性和安全性,且不需要频繁地监测抗凝活性,与药物及食物相互作用少,在临床上的应用越来越多。Ⅹa 因子抑制剂类药物能够在没有抗凝血酶参与的条件下,抑制游离Ⅹa 因子和凝血酶原复合物中Ⅹa 因子。常见的Ⅹa 因子抑制剂类药物包括利伐沙班、阿哌沙班等。研究显示,利伐沙班在预防房颤、脑栓塞及非中枢神经系统栓塞中与华法林疗效类似,且安全性可能更好。利伐沙班还能显著降低动脉粥样硬化性斑块中的脂质沉积、胶原蛋白丢失、巨噬细胞聚集、MMP-9 含量及 TNF-α 和 IL-1β 的水平,从而提高动脉粥样硬化斑块的稳定性并减缓动脉粥样硬化的发展。与阿司匹林和华法林相比,阿哌沙班在预防脑栓塞和非神经系统栓塞方面更有优势。

三、中医药

中医中药在防治心脑血管疾病领域有悠久的历史和丰富的经验。

临床上常用的中药包括丹参滴丸、乐脉丸、心可舒片、通心络胶囊、脑心通胶囊、心脑宁胶囊、红花黄色素等。循证医学研究发现,中药可通过扩张血管、保护内皮功能、抑制炎症反应和氧化应激反应等多种机制防治心脑血管疾病。

第三节　心脑血管疾病的血运重建治疗

一、心脑血管疾病的药物血运重建治疗

静脉溶栓是急性心脑血管疾病超早期血运重建的重要治疗方式,能有效降低患者的致死率和致残率。静脉溶栓药物大多数是纤溶酶原激活物及类似物,可直接或间接激活纤溶酶原并将其转化成纤溶酶,不同类型的纤维蛋白(原)在纤溶酶作用下完成降解,并最终实现血栓溶解。

溶栓药物总体历经三代发展。第一代溶栓药物的典型代表是链激酶和尿激酶。该类药物的优点和缺点都很明显,溶栓力虽强,但无特异性,易导致纤溶活性过高而发生出血事件。第二代溶栓药物在第一代溶栓药物的基础上取得了革命性突破,主要是溶栓特异性取得了重大飞跃。这类药物包括组织型纤溶酶原激活剂、甲氧苯甲酰纤溶酶原链激酶激活剂复合物和尿激酶原等。第二代溶栓药物不仅疗效得到了巨大的提升,安全性也取得了明显的进步,甚至与抗凝药物、抗血小板药物等联合应用仍显示较好的安全性。第三代溶栓药物是依靠基因工程等生物技术改造前两代溶栓药物获得的突变体,具有起效快、特异性强、安全性高、廉价等优点,代表药物有重组组织型纤溶酶原激活剂等。目前第三代溶栓药物仍是治疗急性心脑血管疾病最常用的溶栓剂,但其半衰期较短,需要持续输注以维持溶栓活性。应用更便捷、特异性更高、半衰期更

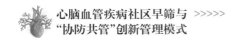

长的溶栓药物是未来发展的必然趋势。目前，替奈普酶和去氨普酶作为新型溶栓制剂受到越来越多的关注。

二、心脑血管疾病的外科血运重建治疗

冠状动脉搭桥术是心血管外科领域的经典技术，是心血管血运重建的重大突破。冠状动脉搭桥术又称冠状动脉旁路移植术（coronary artery bypass grafting，CABG）。自1962年问世以来，CABG的手术技术得到了不断发展，目前手术方式包括常规体外循环CABG、非体外循环CABG、微创直视CABG和机器人CABG等。研究显示，CABG可改善中危及高危冠心病患者的预后。CABG通常以左侧乳内动脉作为LAD桥，而大隐静脉作为其他部位的旁路桥。鉴于静脉桥病变导致症状复发仍是亟待解决的问题，全动脉桥理念正得到逐步推广。

随着对血流动力学及代谢机制的逐步认识，脑血管领域的血运重建治疗技术也得到迅猛发展。临床上常见的脑血管外科血运重建治疗包括颈动脉内膜剥脱术及颅内外血管搭桥术，下面主要介绍颅内外血管搭桥术。该手术的有效性和安全性已在烟雾病、颅内动脉瘤和颅底肿瘤等疾病中得到验证，但在颈动脉闭塞、大脑中动脉闭塞等颅内动脉慢性症状性闭塞中的有效性和安全性仍不明确。颅内外动脉搭桥术有多种类型，依据搭桥后血管血流量不同可分为低流量（血流量为20～40 ml/min）搭桥术和高流量（血流量≥80 ml/min）搭桥术。临床上最常用、可操作性最强的颞浅动脉-大脑中动脉搭桥就是低流量搭桥术。颈外动脉-大脑中动脉搭桥等高流量搭桥术则需要根据受血及供血的血管管径个体化执行。对于单纯缺血性脑血管疾病患者，高流量搭桥术的疗效和安全性缺少高质量循证医学证据。目前针对两种搭桥术“头对头”比较的研究极少，期待进一步探索。

值得注意的是，有些研究表明对重度颈内动脉狭窄合并冠状动脉

重度狭窄的患者，同期进行颈动脉内膜剥脱术和CABG的风险与分期手术的风险尚有争议。有观察性研究显示，对于同时有颈动脉内膜剥脱术和CABG手术适应证的患者来说，同期或分期进行手术，围手术期死亡率和临床预后无显著统计学差异。但一项多中心随机对照试验显示，同期手术30天全因病死率高于分期手术。总体来说，同时进行两项手术的安全性和有效性仍需要设计合理的临床试验去探索和验证。

三、心脑血管疾病的血管内治疗

心脑血管疾病的血管内治疗近年来正处在高速发展阶段，恢复有效灌注是血管内治疗的关键。冠状动脉血管内治疗的术式包括冠状动脉球囊扩张成形术、冠状动脉支架置入术和冠状动脉内血栓抽吸术。冠状动脉支架置入术常用的支架类型包括裸金属支架、药物洗脱支架和生物可吸收支架等。对发病特征、病程不同的患者，应结合指南推荐制订个体化的治疗策略。对于患者个体来说，首先应该进行危险分层，然后针对极高危、高危、中危和低危的急缓程度采取不同的处理策略。对于怀疑非ST段抬高心肌梗死(NSTEMI)，极高危者应在发病2 h内、高危者在发病24 h内、中危者在发病72 h内进行PCI治疗。对ST段抬高型心肌梗死(STEMI)患者，都应尽早实施PCI治疗恢复灌注。对于稳定性冠状动脉粥样硬化性心脏病且冠状动脉解剖适合行PCI的患者血管内治疗成功率较高。

急性缺血性脑血管疾病血管内介入治疗方式较多，包括支架取栓、抽吸取栓、动脉溶栓、球囊成形术和支架成形术等。对于发病时间在24 h以内的急性颅内大血管闭塞性脑卒中患者，可以采用支架取栓、抽吸取栓或支架联合抽吸取栓以达到脑血管再灌注的目的。目前常用的支架取栓装置有Solitaire FR、Trevo等，常用的抽吸取栓装置包括

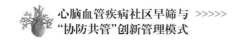

Penumbra MAX及ACE等。目前尚无明确的循证医学证据证实动脉溶栓、球囊成形术和支架成形术的有效性和安全性，但常作为支架取栓或抽吸取栓时的辅助治疗手段或补救治疗手段。

对同时具有颈动脉支架成形术和冠状动脉PCI适应证的患者来说，目前已经有研究者同期行两种治疗发现具备有效性及安全性，且并未增加并发症的发生率，但相关研究较少，尚需进一步大规模多中心随机对照试验进行证实。

第四节　总结及展望

心脑血管疾病在病因、发病机制、临床特点、治疗方式等各个方面都存在许多共同点，这也为心脑疾病同治奠定了基础。心脑血管疾病起病特点相似，都表现为起病急、异质性强；治疗原则相同，都遵循循证医学与个体化分层相结合的治疗原则；治疗策略相同，都强调按照标准的流程顺序提供及时的评价与高效的救治；治疗目的相同，都注重超早期再灌注治疗及二级预防；血运重建的技术类似，都有药物溶栓、外科搭桥及血管内治疗等方式；治疗模式相同，都要求打造救治体系，整合多学科资源；防治理念相同，都强调预防为主、治疗为辅。

心脑血管疾病同治的基本目的在于消除或缓解症状、提高患者的生活质量、改善长期功能预后、降低发生心脑血管事件的风险。心脑血管疾病需要针对病因、病理解剖和病理生理等多层面综合干预措施，包含危险因素干预、内科药物干预、外科手术干预、血管内介入干预，以及未来可能取得突破性进展的基因及细胞干预等。单一学科往往无法从根本上解决复杂的心脑血管疾病共存的困局。因此，未来有必要坚持心脑血管疾病同治的理念，发展心血管疾病和脑血管疾病的交叉学科和新技术，推动心脑血管疾病同治的发展。

参考文献

[1] 葛均波.深化系统生物学理念推进泛血管医学学科发展[J].中华心血管病杂志,2016,44(05):373-374.

[2] Lanzer P, Topol E J. Panvascular medicine intergrated clinical management [M]. Berlin: Springer-Verlag, 2002.

[3] The Lancet. 40 years of percutaneous coronary intervention: where next[J]. Lancet, 2017,390(10096):715.

[4] 陈婧,宋亚楠,黄浙勇.血小板致动脉粥样硬化作用机制的研究进展[J].中国临床医学,2017,24(04):638-643.

[5] 诸骏仁,高润霖,赵水平,等.中国成人血脂异常防治指南(2016年修订版)[J].中国循环杂志,2016,31(10):937-953.

[6] Wang W, Jiang B, Sun H, et al. Prevalence, incidence and mortality of stroke in China: results from a nationwide population-based survey of 480,687 adults [J]. Circulation, 2017, 135(8): 759-771.

[7] 韩雅玲.中国经皮冠状动脉介入治疗指南(2016)[J].中华心血管病杂志,2016,44(05):382-400.

[8] Feldman D N, Swaminathan R V, Geleris J D, et al. Comparison of trends and in-hospital outcomes of carotid artery revascularization and coronary artery bypass graft surgery: the United States experience 2004 to 2012[J]. JACC Cardiovasc Interv, 2017, 10(3): 286-298.

[9] 葛均波,王拥军.泛血管病医学:概念及常见疾病诊治[M].北京:人民卫生出版社,2018.

[10] 王拥军.神经病学[M].3版.北京:北京大学医学出版社,2014.

第四章

心脑血管疾病慢病管理的现状及评价

慢病，特指慢性非传染性疾病（chronic non-communicable disease，NCD），是一类病程迁延1年或以上，日常生活受限且需要持续医疗照护的非传染性疾病的总称，主要包括心脑血管疾病（冠心病和脑卒中）、糖尿病、癌症和慢性呼吸系统疾病。

慢病管理（chronic disease management，CDM）是覆盖疾病筛查、诊断、监测，并与疾病治疗、患者教育相结合的一种综合照护方法。通过慢病的有效管理，可减少疾病的发生，降低现患的影响，最终以较小的经济代价换取患者生活质量的提升，使患者达到一种身心健康、社会适应良好的状态。

慢病管理内容应涵盖三个方面。其一，慢病患者及高危人群；其二，慢病患者对疾病的认知、心理状态和行为方式；其三，慢病患者所处的社会环境。从整体上看，“三级预防”理论与慢病管理拥有相似的内涵，该理论由WHO提出，明确表示：防止慢病发生为一级预防，基本原则为“合理膳食、适量运动、戒烟限酒、心理平衡”；一旦发病应早期诊断和治疗，稳定病情，防止或减缓疾病发展为二级预防，即三早预防（早发现、早诊断、早治疗）；坚持长期规范化治疗，控制病情，提高生活质量，防止伤残，促进功能恢复为三级预防（又被称为疾病管理）。本章将对慢病管理的国内外现状进行分析，以期为我国慢病管理事业的发展献计献策。

第一节　慢病管理的必要性

在全球人口增长放缓、人口老龄化严重的当下，慢病管理成为全球的话题。2017 年全球疾病负担(GBD)数据显示，非传染性疾病死亡人数占全球总死亡人数的 73%，超过半数的死亡人数(2 880 万例)与高血压、高血糖、吸烟、BMI 偏高有关。与 2007 年相比，2017 年慢病相关死亡人数增加了 22.7%，但病死率却下降了 7.9%，意味着有更多人成为慢病现患人群。

心血管疾病对人类生命的威胁依旧最大，2017 年夺去了 1 780 万人的生命，其中 84.9%的人死于缺血性心脏病或脑卒中。对全球减寿年数(YLL)的统计显示，在 2007—2017 年的 10 年间，因缺血性心脏病造成的预期寿命损失增加了 17.3%，排名第一；脑卒中增加了 12.1%，排名第三。冠心病和脑卒中共患现象并不少见。美国的一项回顾性研究表明，冠心病患者有 32%合并脑卒中，56%的脑卒中患者同时患有冠心病。

同时，卫生问题严重影响到经济的发展。世界经济论坛连同哈佛公共卫生学院预测，全球心脑血管疾病开支将在 2030 年达到 1 万亿美元，而用于疾病的预防控制不足 50%。调查表明，仅半数国家拥有足够的卫生保健人员，大部分发展中国家无法提供有质量的卫生保健，无法满足人员配置要求(每 1 万人要求至少配置 30 名医生、100 名护士或助产士、5 名药师)。我国慢病患者数已超 2.6 亿，死亡人数占全国总死亡人数的 85%。2015 年国家卫生和计划生育委员会发布《中国居民营养与慢性病状况报告》中显示，2012 年心脑血管疾病、癌症、慢性呼吸系统疾病死亡率分别为 271.8/10 万、144.3/10 万、68.0/10 万，产生了沉重的社会经济负担，慢病疾病负担已占疾病总负担的 70%。尽管各个国家在 WHO 指导框架下积极行动，慢病防控仍然前景堪忧。按照目前态势，将无法实现 2030 年卫生保健可持续发展的目标。

困境面前，挑战与机遇并存。近 20 年来，发达国家心血管疾病患者的死亡率呈下降趋势，但发展中国家特别是中低收入国家的形势仍然严峻。回顾慢病管理的发展过程，有很多经验值得学习与借鉴，下面就一些成熟的理论做一概述。

第二节　国外慢病管理的模式

国外慢病管理的模式主要介绍慢病照护模式和慢病自我管理模式。前者构建了现代慢病管理模式的框架，围绕着卫生保健团队展开介绍；后者对患者自身的行动提出了更高的要求。

一、慢病照护模式

美国学者 Wagner 等在 1998 年提出了慢病照护模式（chronic care model，CCM）。该模式在患者、医务工作者和医疗政策共同干预的基础上提出了慢病管理的组织模式，其主要内容包括 6 个要素。① 社区资源：诊所及医生应挖掘现有的干预项目，鼓励患者积极参加。② 卫生系统：在卫生保健组织间以及组织内，强调规范管理、及时交流，追求优解。③ 自我管理支持：患者在医生的帮助下掌握自我管理技能，进一步提高自我管理的信心，鼓励患者参与目标的制订与微调。④ 服务规划设计：要求充分利用团队合作模式，分配合适的角色和任务，为患者提供持续的随访和服务。⑤ 决策支持：要求提供慢病照护的标准，以循证医学为基础，保证临床照护、科学证据和患者情况相一致。⑥ 发展临床信息系统：记录、分析健康资料，为团队成员提供指导方针。慢病照护模式的宗旨：在正确的时间、地点，为明确的患者提供正确的照护，实现资源的最大化利用。

1. 改善慢病保健项目

随着慢病照护模式的提出，全美开展了改善慢病保健项目。该项目的落地，实际上是 Wagner 等在慢病照护模式开展过程中对该模式局限性的一种思考。慢病创新照护模式（innovative care for the chronic conditions，ICCC）意图将示范区的成功经验应用到全国范围内，使焦点从单病种扩大到人群研究以及公共卫生领域。这一项目得到众多卫生保健组织的支持，吸引了资金的流入，其在慢病照护模式内涵的基础上扩充了 3 点：① 更多的整合研究项目得以立项，探究最佳实践方案，包括社区资源与临床实践的整合，利用慢病管理工具的整合，影响传统的临床实践，使用远程医疗惠及偏远地区的患者，增加患者数据在各个医疗场景中的流动等；② 更多涉及慢病管理在不同场景的真实世界研究，意在培养医疗卫生提供者利用不同工作环境协作的能力，促进人才与资源在卫生保健系统内保持活力；③ 建立项目开展技术支持，比如建立网站（www.improvingchroniccare.org），及时更新现有研究、资源和报道。

2. 慢病创新照护模式

2002 年，考虑到慢病负担的地区和人群特征，WHO 将慢病照护模式扩展和延伸，提出慢病创新照护模式，为中低收入国家的慢病管理和卫生保健，建立了指导框架。WHO 在指导文件中提到，该框架包括患者（微观）、组织/社区（中观）和政策（宏观）级的基本内容。这些内容被作为“基础材料”，用来重新设计或创造能更高效地处理长期卫生问题的医疗保健系统。决策者可使用这些基础材料发展新的系统，发起对现有系统的变革，或者为今后的系统制订战略规划。

3. 医疗之家

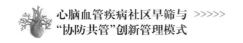

慢病照护模式是目前被研究最多的一种模式，为后续的慢病管理模式搭建了基本框架。医疗之家是一种卫生保健服务创新模式，美国儿科

学会和 WHO 提出了早期架构，慢病照护模式为其奠定了理论根基。

（1）联合原则宣言：2007 年，以美国家庭医生学会为首的 4 家学会发布正式文件，提出联合原则宣言，内容如下。① 私人医生提供首次接诊：持续且全面照护，与患者建立持续合作。② 医生指导的医疗实践：将由私人医生带领卫生保健团队，全面负责患者的照护。③ 以人为本：私人医生协调团队成员，对患者的急慢性疾病，以及预防保健服务在内的所有卫生保健需求负责，覆盖临终关怀在内的全生命周期。④ 协同与整合照护：是指私人医生与保健团队在卫生保健系统与患者所在的社区范围内，通力合作，利用整合的数据，保证来自不同背景的患者都接受到循证医学指导的照护。⑤ 质量与安全：医疗之家的特征提示医疗实践需遵循以下条目，以患者结局为目标，与患者及其家人合作时富有同情心；由决策支持工具指导，利用信息技术，提供循证医学指导的照护与教育；增强沟通，评价效果，持续提高服务质量并且接受患者反馈。⑥ 更易获得：即通过延长诊疗时间，虚拟访问，增加新的沟通选项如病患网站等，保证患者尽可能地得到照护。⑦ 支付创新：保证患者的切实收益，支持医疗之家取代以服务次数收取医疗费的传统支付模式。

（2）建立行业标准：2006 年，以患者为中心的初级保健协作小组，规范了参与医疗之家项目的准入标准，美国国家质量保证委员会采纳意见，根据以下方面建立了行业标准。① 患者服务获得：满足患者对团队照护的全时程、常规或紧急需求。② 团队照护：团队需提供文化和语言上与患者背景相符的持续照护。③ 人群健康管理：在实践中要求实施全面的健康评估，采用基于全部患者的信息和临床资料的循证医学决策支持，从而管理人群健康。④ 照护管理和支持：要求有条不紊地按照患者的需求协调照护安排。⑤ 照护协作与过渡：追踪患者检查检验，协调专病与社区的协作。⑥ 效果评价与质量提升：分析实践中收集的数据，提高临床工作质量、工作效率和患者体验。在医疗之家的框架内，私人医生不仅要负责患者从首诊开始的全周期照护，更要起到领导保健团队的作用。

4. 综合性行为健康照护

综合性行为健康照护和延续性照护同样出自慢病照护模式。综合性行为健康照护是指行为健康管理人员联合初级保健团队，用一种系统的兼具成本效益的方式为特定人群提供以患者为中心的照护。为了应对患者伴随的心理健康问题，综合性行为健康照护侧重于对压力相关疾病、不良生活方式、患者较差的依从性、急诊和院内医疗服务无效利用等方面进行干预。该模式于 20 世纪 80 年代后期初见雏形，人们意识到慢病患者不仅有躯体上的病痛，还因为心理上的困扰，求助于基层医疗机构寻求精神上的帮助。而在当时，生理与心理割裂的保健模式已不能满足大部分人的需要。虽然在不同的实践中，心理专家可由保健团队成员兼任，也可相对独立于保健团队，参与方式可以是远程医疗或者心理门诊，但综合性行为健康照护的核心应有心理咨询模块的加入。

5. 延续性照护

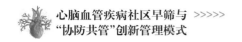

延续性照护的定义：为保证辗转于不同保健机构的患者，获得协调和连贯的卫生保健所采取的一系列行动。高质量的医疗过渡通过减少急诊室占用与再入院率，以及增加卫生保健系统的开支，增加照护供需双方的满意度，从而达到优化资源利用的目的。延续性照护干预项目为患者配备一位延续性照护指导护士，帮助其更好地应对自身情况，包含 4 项要点：患者药物治疗自我管理；患者保有个人健康记录；全科或专科医师定期随访；患者有意识地发现健康危险信号。这种干预降低了 30 天和 90 天的再入院率，以及总的再入院次数。另一个出院再指导项目提出了 11 项要素，贯穿于患者的出院前后：① 住院期间向患者宣教所患疾病的相关知识；② 预约随访和出院后的检查；③ 向患者解释和说明住院期间所做的检查，跟踪指标变化；④ 组织出院后服务；⑤ 确认用药方案；⑥ 依据指南和临床路径调整出院方案；⑦ 制订问题解决方案，对应到具体每一步该如何解决；⑧ 加快完成出院小结，抄送给负责患者

院外保健的医师或护士；⑨ 令患者用自己的话解释出院计划内容，以评估患者对出院计划的理解程度；⑩ 出院时给予患者一份手写的出院计划；⑪ 患者出院 2～3 天后行电话随访，提醒患者执行出院计划，并帮助其解决疑问。该模式以患者出院这一事件为中心，强调在每一个时间节点做出适当的干预，以降低再入院率。

二、慢病自我管理模式

慢病自我管理模式起源于 20 世纪中期的美国，目的是为慢病患者提供自我管理培训，帮助其了解疾病，提高自理能力，确立生活目标，并且掌握处理压力、管理疾病、监控疾病症状、与卫生保健人员紧密合作等技能。有效的自我管理是为了维持令人满意的生活状态，个人必须具有能力去监测自身的身体状态，同时也应管理自身的行为和情感反应的变化。

1. 慢病患者自我管理项目

慢病患者自我管理项目由美国斯坦福大学患者教育研究中心首创。该项目是连续 6 周的小型研讨会，患者每周在社区集合，花 2.5 h 学习相关慢病管理技巧。该课程提供可靠的医护资讯，帮助不同的慢病成年患者处理常见症状和管理日常生活。参与者从中获得动力和信心，积极地处理慢病带来的挑战。研讨会组长大多为 2 人，其中 1 人为慢病患者本人，经过培训认证方可上岗。本项目注重为不同的疾病种类提供针对性的指导和建议，在心脏康复和糖尿病并发症方面开展良好，多种疾患并存的患者习得相关管理技能后，也能举一反三。

基于美国的慢病患者自我管理项目理念，英国卫生部在 2001 年提出了“有经验患者计划”，并把该计划整合到国民医疗服务制度中，取得了初步成效。

经验丰富的患者不仅对自身所患疾病有具体的了解，而且还能作为其同种病患团队的领导者，帮助团队成员进行自我保健，识别疾病发生、发展迹象以及身体的变化反应，自我调节疾病对身心和社会活动造成的影响。该项目强调：自我管理必须和教育、卫生服务系统整合，政府有责任提供合适的慢病患者自我管理项目课程和最好的指导，任何有效的自我管理项目必须建立持续的反馈、评价和评估机制。

2. 弗林德斯慢病管理计划

弗林德斯慢病管理计划由 Battersby 及其同事发展形成，是澳大利亚慢病管理的一种形式。该计划由医师向患者提供通用护理计划，旨在为患者提供适合的生理、心理、社会需求的慢病自我管理支持，通过护理计划过程，提供慢病患者与专病或非专业教育小组之间的联系。采用这种方法需要在提供教育和服务之前，评估患者自我管理的能力和障碍。

该模式以认知行为疗法理论为基础，目前已发展形成一套患者自我管理水平的评估体系，并最终成为保健计划的评估工具，通过健康合作者量表(Partners in Health Scale, PIH 量表)、监测和反应随访量表、问题和目标的评估来完成综合的自我管理和医疗保健计划。患者完成 PIH 量表以自我评估他们对慢病的态度以及掌握的知识，卫生工作者通过监测和反馈随访量表从更深层次了解患者的自我管理水平，然后再通过对问题和目标的评估协助患者确定面临的生活问题，并制订行动目标以解决这些问题。

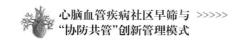

该模式的显著特点就是高度适应不同的人群和环境，如有心理疾病、酒精成瘾、糖尿病、心脏病及脑卒中的患者，其他包括社区和住院老年人的护理等。澳大利亚关于该模式研究的大量数据显示，采用该模式的相关程序能够改善临床结局，减少卫生服务开支。该模式尤其适合罹患多种疾病的患者，因为交流和护理计划可以捕捉疾病的复杂性和相互作用，目前在各类群体中(包括社会经济水平较低的人)已经

表现其适用性。

3. 动机性访谈

动机性访谈是一种以患者为中心的指导性咨询方式，通过帮助患者探索和解决矛盾的心理来引发行为改变。与非指导性咨询相比，它更具针对性和目标导向性。

动机性访谈的概念最早源于酗酒治疗的经验，1983 年首次由美国 Miller 博士提出，随后由他和英国心理学教授 Rollnick 共同发展和完善。起初，国外的动机性访谈研究集中在酒精成瘾方面。从 20 世纪 90 年代以来，针对其他健康问题，特别是慢病患者，人们开始尝试使用动机性访谈。目前，动机性访谈广泛应用于国内外慢病患者的自我管理中，如冠心病、高血压、糖尿病、减重、疼痛控制等领域，在改变自我管理水平、行为、治疗依从性等方面取得了一定的效果。

动机性会谈整合量表、动机性会谈督导与培训量表以及修订版的模拟会谈视频评估等是动机性访谈的主要评估工具。随着近年来的发展，其应用范围已逐渐从单纯的住院患者宣教及心理护理，扩展到社区患者的护理。

4. 健康教练技术

健康教练技术由 Miller 博士的动机性访谈技术发展而来。1997 年，Eliopolos 等提出慢病护理教练（chronic care coaches）这一概念，指出教练可帮助患者获取疾病以及疾病管理方面的信息，增强患者的依从性，给患者提供支持、建议和鼓励。该概念明确了任何关心患者健康，并能够与之保持密切联系与接触的人，如患者的配偶、子女、朋友等均可以成为慢病护理教练。

目前关于健康教练的定义有很多。2003 年，Palmer 等将健康教练技术定义为“健康教练是在教练模式下进行健康教育和健康促进，旨在增强个人的福祉并促进实现与健康相关的目标。”2014 年，Olsen 等将其定义为“健康教练是一种以目标为导向，以客户（患者）为中心的伙伴关系；以健康为焦点，重视患者的启发和赋能的持续合作过程。”2015 年，美国全国健康教练认证联盟将其定义为“由拥有不同背景和教育经历的专业人士，以患者为中心，通过个人与团队的合作，促进患者实现与健康相关目标的过程。”成功的教练能利用权威的知识和技能，通过调动患者的内部动力和外部资源，实现持续性的行为改变。

健康教练的角色主要是与患者合作进行目标设定、解决问题以及跟进患者的选择。健康教练计划基于临床小组与患者的互动方式，对患者的健康产生显著的影响，其干预理论非常丰富，主要是动机性访谈技术、跨理论模型、认知行为理论、自我效能理论等，以这些理论为基础制订的干预措施，能够更科学、有效地帮助患者改善健康状况、提高生活质量。

健康教练技术在慢病管理中的可行性、有效性已被研究证实，在高血压、糖尿病、冠心病等慢病患者的自我管理上取得了显著效果。现在健康教练计划已经成为一种有效的慢病管理中的患者教育方法，在改变慢病患者的生活方式、提高其自我效能和身心健康状况等方面特别有效。

第三节　我国慢病管理的现状

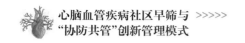

慢病信息监测系统模式、慢病自我管理模式、社区慢病健康管理模式和社区慢病临床路径管理模式是我国主要的慢病管理模式。与发达国家相比，“重治轻防”现象在我国的慢病管理中普遍存在，主要由于国内大部分患者缺乏疾病预防知识。大部分人在得知自己患病后才就医，而忽视了疾病预防的重要性。部分现患人群只有在发病时才就诊，一旦病情稳定就擅自停药停治，疾病知识和管理意识较薄弱，导致慢病管理缺乏持续性，无法全程监控。此外，社区医务人员短缺，缺乏慢病管理相关知识，对如何开展慢病管理服务缺乏深入认识。再者，目前国内的医

疗资源配置不合理,基层医疗力量薄弱,大医院人满为患,小医院发展受限,缺乏早期社区干预的健康管理体系与模式。下面将就上文提到的几种模式展开介绍。

一、慢病信息监测系统模式

慢病监测是指有计划、连续且系统地收集、整理、分析和解释慢病及其生物(基因)、环境和行为危险因素的相关数据,并将监测所获得的信息及时反馈给相关的机构和人员,用于慢病预防控制策略和措施的制订、调整与评价。慢病监测主要是对高血压、糖尿病、脑卒中、肿瘤、慢性阻塞性肺疾病等慢病病例报告的随访管理,以及对相关信息的采集、管理、分析和利用。

慢病的监测方式分为现况监测和常规监测。现况监测是指运用流行病学、社会医学、卫生统计学等方法,对现况进行长期连续和间隔定时、定点的调查。短则 1 年 1 次,长则 2～3 年 1 次(如行为危险因素监测)。常规监测又称为例行监测,是对指定慢病病种进行定期、长期的监测。列入常规监测的慢病病种根据当地的流行情况确定。在我国慢病监测工作中,监测内容主要涵盖全死因监测、患病监测、行为危险因素监测和专项调查等。

建立广泛的慢病监测信息网络,开展系统化、持续性的常规检测,结合定期的大规模人口流行病学调查,对信息化的慢病管理模式进行信息采集和管理,已成为慢病管理的发展趋势。我国的慢病监测信息化发展较晚,1982 年我国建立了以传染病为主要监测内容的综合疾病监测系统。1996 年,在北京、天津、上海、成都等 7 个城市,建立了针对慢病的行为危险因素监测系统。2004 年,中国疾病预防控制中心所属慢病预防控制中心在全国疾病监测系统建立了慢病及其危险因素监测项目。2009 年"新医改"提出了"建立实用共享的医药卫生信息系统",以居民电子健康档案、电子病历两大基础数据库和居民健康卡作为媒介，促进健康信息资料的储备和共享。到2020年，我国已能建立完善、共享、覆盖城乡的全国卫生信息化网络和应用系统。

二、慢病自我管理模式

慢病自我管理是一种卫生专业人员与患者合作，通过对患者的教育，使其掌握基本的知识和保健技能，自我监测、控制疾病的一种新型慢病管理模式。其作为一种基本干预措施，既符合我国国情，又具有成本效益，并拥有可同时覆盖大量慢病患者等优点，是一种适合社区慢病防治的推广技术。

国内对慢病自我管理的研究起步较晚，未达到普遍认同和广泛推广。直到20世纪90年代中期，借鉴美国创建的慢病患者自我管理经验，中国本土化的慢病自我管理健康教育项目——"上海慢病自我管理项目"得以成立。研究结果表明，这种新型的教育干预模式是一种更适合中国人群的社区保健服务模式，参与者自我管理能力和健康状态明显改善。从此，专业人员集中授课、训练疾病管理技能、病友相互交流防病经验、相互教育的自我管理教育模式开始出现。随后，开展了各类单病种和全病种慢病的自我管理支持项目，形成了慢病患者自我管理量表，为慢病自我管理项目及其效果评价提供科学有效的依据。

近年来，随着信息技术的快速发展，借鉴国外慢病管理模式，我国构建了基于网络的慢病自我管理干预模式。该模式以社区为基础，医院为主导，通过建立慢病管理专用信息网络，对患者开展标准化、连续的常规监测，医护人员通过分析信息，及时调整治疗方案。目前，国内基于网络的慢病自我管理模式研究主要集中在高血压、糖尿病、慢性阻塞性肺疾病等研究上。

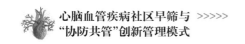

但现阶段我国慢病管理的主力军是社区和基层医院，自我管理支持

措施的质量及有效性有待提高。医疗保健系统的变革、社区资源的调动以及外部政策环境的支持，能使患者的自我管理和医生的支持服务得以持续，最终提高慢病保健服务的质量及效率，减少卫生服务资源的浪费。

三、社区慢病健康管理模式

健康管理的概念最早是由美国保险业提出的。国内最早对健康管理的概念是运用管理科学的理论和方法，通过有目的、有计划、有组织的管理手段，调动全社会各个组织和成员的积极性，对群体和个体健康进行有效的干预，达到维护、巩固和促进群体和个体健康的目的。

我国的健康管理发展主要有 4 种形式：① 社区医疗服务中心服务；② 专业体检中心服务；③ 医院服务；④ 第三方服务。社区医疗服务中心的服务形式主要是“知己健康”模式。“知己健康”的核心思想是把导致慢病发病的致病因素，即不健康的饮食、能量过剩、运动量不足，作为管控目标；把 WHO 提出的健康四大基石：合理膳食、适量运动、戒烟限酒、心理平衡，从定性理论变成量化的手段和措施，形成了以“能量平衡、有效运动、量化指导、规范管理”为核心内容的行为干预服务。其主要流程是健康信息收集、健康评估、健康危险因素干预。“知己健康”模式主要服务于慢病人群及慢病高危人群。

四、社区慢病临床路径管理模式

临床路径是临床医师、护士和支持临床医疗服务的各专业技术人员共同合作，进行质量控制所做的最适宜、有顺序性和时限要求的医疗照顾计划。临床路径是缩短医疗服务疗程，降低医疗资源消耗，提高医疗质量，使患者获得最佳医疗照顾的管理模式。目前，我国已对 2 型糖尿病、高血压、冠心病、脑卒中进行了社区临床路径、照顾路径和双向转诊路径的研制与应用评价。通过该模式，实施有计划的社区临床诊疗护理，既保证治疗效果、节省医疗费用，又规范医疗行为，并能及时合理地进行双向转诊，有效地提高服务质量和患者满意度。

第四节 心脑血管疾病慢病管理项目

在慢病管理模式的指导下，针对心脑血管疾病开展的慢病管理项目取得了良好的成效，下面选取代表性的案例进行介绍。

一、MONICA 项目

1984 年，WHO 实施了 MONICA 项目，其目的是衡量心血管疾病的死亡率和冠心病、脑血管疾病发病率的趋势，并在不同国家的特定人群中，评估这些趋势与已知的危险因素以及医疗保健变化的相关程度。31 个 WHO 合作中心，来自欧洲、亚洲、澳洲和北美洲的 20 多个国家和地区共同参加了该项目。MONICA 的最大作用在于它促进了许多国家心血管疾病及危险因素趋势的可靠监测，并有助于培训这些国家心血管疾病的流行病学专家。

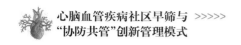

中国北京从 1982 年参加了该项国际协作研究。由卫生部委派北京市心肺血管疾病研究所牵头，北京市 6 个区县的 42 个不同层次的医疗机构参加协作，共监测了 73 万人。同时参考国内外过去的工作经验，制订了一套既适合我国国情，又符合 WHO MONICA 标准的心血管疾病人群的监测方法，其中准确而不遗漏地识别心血管事件是心血管疾病人群监测成功的关键。在医院诊治的非致死性事件的识别有两种方法：热追赶法和冷追赶法。前者是通过住院记录（患者住院期间）或直接访视患者取得诊断信息，后者主要通过出院记录或死亡记录获取信息。两

种方法各有优缺点，为了最大限度地发挥两种方法各自的优势，各国探索了多种混合方法。最常用的是先用热追赶法取得患者姓名、住院号及病情概要，等患者出院后再细查病历，做出最后的诊断和分类。

对中国 MONICA 项目初步结果的分析表明：中国人群心血管疾病的发病率、死亡率及其变化趋势具有以下特点：① 冠心病的发病率低，脑卒中的发病率高。在同一人群中，按年龄和性别划分的脑卒中事件发病率和死亡率是冠心病的 2～6 倍，有些地区甚至超过 50 倍。② 同一人群中男性心血管疾病事件的发病率和死亡率高于女性。③ 北方省市心血管疾病事件的发病率和死亡率高于南方省市(个别地区除外)。④ 近年来，我国人群心血管疾病的发病率和死亡率总体呈上升趋势，但部分地区有所下降，其中多数不具有统计学意义。目前，心血管疾病死亡人数占我国人口全因死亡人数的首位，中国的 MONICA 项目凭借大量、可靠的流行病学资料证实，我国近 10 年心血管疾病的发病率呈上升趋势。这些事实说明在我国大规模开展人群心血管疾病防治已迫在眉睫。

二、心脏病医院动脉粥样硬化管理项目

心脏病医院动脉粥样硬化管理计划(cardiac hospital atherosclerosis management program, CHAMP)是一项专注于服用阿司匹林、降胆固醇药物、β 受体阻滞剂和血管紧张素转化酶抑制剂治疗，与冠心病患者出院前的饮食和运动咨询相结合的项目。项目比较了在大学教学医院 CHAMP 实施前的 2 年(1992—1993)和实施后的 2 年(1994—1995)，心肌梗死出院患者的治疗率和临床转归。

院内诊断为冠心病的患者被纳入目标人群，包括因不稳定型心绞痛、急性心肌梗死、缺血性心力衰竭住院的患者，以及接受心脏手术，包括心导管术、血管成形术和(或)支架植入术以及冠状动脉搭桥术的患

者。通过比较发现，CHAMP 项目实施后，出院时阿司匹林使用率从 68%提高到 92%（$P<0.01$），β受体阻滞剂使用率从 12%提高到 62%（$P<0.01$），ACEI 使用率从 6%增加至 58%（$P<0.01$），他汀类药物使用率从 6%增加至 86%（$P<0.01$）。在患者出院后一年的临床事件方面，心肌梗死复发率从 7.8%下降至 3.3%（$P<0.01$），心力衰竭发生率从 4.7%下降至 2.6%（$P<0.01$），再住院率从 14.8%下降至 7.6%（$P<0.01$），总病死率从 7.0%下降至 3.3%（$P<0.01$）。

CHAMP 是提高循证治疗使用率的有效手段，也是第一项研究解释急性心肌梗死住院患者，于出院前开始服用调脂药，以提高药物治疗依从性的可行性、安全性和影响的项目。但该项目的设计也有一定的局限性，因为它不是一项具有对照组的前瞻性随机试验。因此，CHAMP 方案以外的因素可能会影响治疗使用率和临床结果。

三、GWTG-CAD 项目

“遵循指南”项目（Get with the Guidelines, GWTG）由美国心脏协会（AHA）和美国脑卒中协会创建，旨在改善心脏病和脑卒中患者的护理。GWTG 以美国心脏病学会（American College of Cardiology, ACC）/AHA 心血管疾病的二级预防指南为证据基础，帮助医疗保健提供者按照指南要求持续治疗患者，主要是为了减少因心血管疾病和脑卒中造成的死亡和残疾。虽然多项试验证明了指南的有效性，但有证据表明指南与对所有患者的有效应用之间仍存在很大的差距，缺乏个性化的施治。

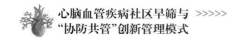

该计划侧重于确保患者在出院前的治疗依从性，GWTG 的实施进一步提高了临床实践对指南建议的执行程度，不仅改善了患者预后，降低了病死率，而且缩短了住院时间，减少了患者的治疗费用，有效改善了心血管疾病住院患者的护理，降低了再入院率，总体上提高了美国心血

管疾病的医疗服务质量，在美国心血管疾病防治中具有里程碑式的意义。

2014 年，中华医学会心血管疾病学分会和 AHA 合作开展"中国心血管疾病医疗质量改善"项目，旨在推广中国的 AHA-GWTG 经验。项目由中华医学会心血管疾病学分会与 AHA 牵头主办，北京市心肺血管疾病研究所负责具体实施，入选三级医院 150 家，二级医院 82 家；收集 ACS 病例 84 530 例、房颤病例 43 259 例；举办了多期培训/区域会议；发表 SCI 收录论文 4 篇；项目总数据库对所有参加的医院开放，有多家医院提出近 200 项数据分析计划。项目实施 4 年来，参加项目医院的医疗质量显著改善，二级医院的加入使该项目经验能在更大范围内得到推广，对我国心血管疾病的防治具有重大的意义。

四、芬兰的北卡项目

芬兰的北卡项目是目前国际上最成功的大规模慢病管理研究，这是世界上第一个大规模、基于社区的心血管疾病综合预防项目。自 20 世纪 70 年代开始，借助健康教育、生活行为干预等国家干预措施，芬兰北卡地区 35～64 岁人群冠心病的发生率在 25 年内下降了约 70%。北卡项目的主要目标是降低当地人口主要慢病的发病率和死亡率，特别是心脏病和脑卒中，促进当地人口的健康。北卡项目始终坚持一级预防的原则，并制订了基于社区慢病的干预策略。其中心任务是利用社区干预措施以改善整个北卡人群的疾病危险因素，重点是通过各种社区项目（如胆固醇项目、高血压项目、无烟运动、学校健康项目、工作场所项目以及蔬菜项目）改变不良的生活方式。总之，北卡项目是一个基于社区的干预项目，旨在通过改变日常生活方式和危险因素来预防心血管疾病。

芬兰北卡项目为世界各国预防和治疗慢病的健康教育与健康促进

的实践提供了重要经验。在我国，上海市浦东新区疾病预防控制中心与上钢社区卫生服务中心协作，在上钢街道范围内的居委会中，选择居住环境、经济水平、文化程度相似的享受医疗保险的全部人群 1 159 人，分成管理组和对照组，两组间年龄、性别和疾病状况（以高血压、糖尿病为主）接近，使用社区卫生定向服务对高血压和糖尿病患者进行系统管理（2000 年 4 月—2001 年 3 月），获得比较满意的近期效果，不仅提高了慢病管理率和有效控制率，还提高了患者的自我防病能力，控制相关医疗费用逐步下降到合理支出水平，为其他社区开展慢病规范化管理提供了经验。

五、EUROACTION 研究

“欧洲行动”即 EUROACTION 研究，是首个在医院和社区之间开展的关于冠心病预防的国际多中心研究。

这是一项包括欧洲 8 个国家的 6 对医院和基层诊所的配对、随机化对照的临床试验，目的是探讨以护士为中心，协调多学科、家庭服务为主要形式的心脏病预防规划。研究表明，常规临床实践中的心血管疾病预防是不充分的，只有不到 1/3 的患者参加了心脏康复计划。EUROACTION 模型由欧洲心脏病学会开发，旨在帮助患有冠心病，以及部分心脏疾病伴糖尿病的高风险患者，以实现在常规临床实践中预防指南定义的生活方式，以及控制危险因素和达到治疗目标。

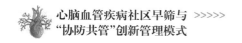

该研究共选取 8 647 例冠心病患者，在医院评估危险因素及病情，制订药物和生活方式干预计划，将其分为干预管理组和自然非管理组，干预管理组对患者进行定期宣教，自然非管理组不进行计划性宣教，随访 16 周后转入社区，再随访 1 年。与常规护理相比，EUROACTION 预防性心脏病计划降低了心血管疾病的预后不良风险，主要是通过家庭改变生活方式，帮助患者做出更健康的食物选择。该研究表明，由护士

协调、多学科、以家庭为基础的门诊计划，为冠心病患者和心血管疾病患者及其伴侣，带来了更健康的生活方式，而不仅仅是常规的护理。

第五节　慢病管理的发展方向

社会人口老龄化和疾病治疗手段的进步，共同造成了慢病在全球持续蔓延的现状，且多种慢病共患为减轻慢病负担带去了更多的挑战。慢病共患现象使得患者同时面临多种治疗，每一种疾病至少对应一种治疗，治疗方案十分复杂。雪上加霜的是不均衡的全球经济发展和有限的资源，迫使患者在治疗收益和治疗负担间做出权衡，显然专病专治的模式是不合适的。所以，在治疗伊始应当明确治疗目标，或者说管理目标，之后的所有行动围绕目标的达成，由患者和医师共同参与，充分论证干预的可行性以及证据的等级，以期获得最佳的基于循证医学的治疗。

首先是观念的改变，在疾病治疗手段不断发展的同时，临床医师要将重点放在疾病的管理上，需要考虑干预的方法能为患者的健康状况带来哪些影响。其次，在此基础上，患者选择的干预手段，特别是对多种现患疾病有积极的影响，将有助于解决其自身的健康问题。

未来的慢病管理将主要发生在医院以外的场景，患者甚至可以在家与卫生保健团队通过电话、视频等方式完成定期随访。因为院内的开支减少了，使得慢病管理商业模式，医保支付模式会发生相应改变，从而更好地支持以患者健康为中心的保健项目。政府将不会为每一次院内检查买单，而会评估慢病管理服务的质量，是否以证据为基础，是否具有成本效益，是否真正让患者的健康状况得到改善等。但是若在实践中缺乏良好的数据收集策略，不能明确慢病管理评价要通过哪些数据来反映，就会影响评价的效果。

基于患者与卫生保健团队对慢病管理方面的知识不对等的情况，卫生系统要避免过多的书面指导，重点要增加卫生保健服务的可及性，社区组织的积极参与将有助于两者的沟通。作者将从以下几个方面提些具体建议。

一、卫生保健团队

目前对卫生保健人员专业知识和技能的培训过于专科化和专业化，极大阻碍了保健体系内成员包括临床医师、护士、社会工作者等的沟通协作。作为一个团队，在成员各司其职的同时，需要学会如何合作。合作的基础就是在掌握慢病管理大概念下的小技能，对每一个案例都要做出具体分析，职责重合之处是这类培训的重点，关键要理解自己和其他人在团队中的作用。当然针对这些重合领域，培训专门人才也是一种选项。比如，促进患者行为转变，在传统分工下管理健康的社会决定因素很难实施，因此政策需要支持一批专业人才上岗作为医疗助手，由他们与患者进行动机性访谈，协助管理药物滥用、吸烟等不良行为，甚至包括创伤应激、抑郁等心理问题。整合医疗的训练还需前移，在校医学生在研究生甚至本科阶段就要接受相关概念的教育，搭建卫生保健的系统框架，注意在疾病多药并用方面的情况；还有患者目标设定、医疗小组访问、团队交流等方面的知识储备。建议邀请人群健康管理专家加入团队，流行病学与数据统计分析相关的公共卫生技能有助于完善卫生保健生态圈，收集尽可能高质量的患者数据，使保健团队能够在不同的人群水平做出高效决策。患者将会是团队的核心，所以帮助患者掌握自我管理技能也是未来努力的方向。

二、健康的社会和行为决定因素

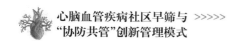

卫生保健系统尝试增加社会支持，但现有人员编制容易忽略这方面的需求，而社会工作者的出现能较好地弥补这一不足。复杂慢病患者普

遍存在医药支付能力有限，前往门诊与药房困难，与保健人员联系不紧密等问题。社会工作者采集相关信息，积极反馈，将药物和治疗带入患者的家庭，促进临床医生与患者间的沟通，营造一种和谐的氛围。考虑到药物滥用现象严重，其本身可视作一种慢病，卫生保健团队有必要和心理医生合作，帮助患者获得更好的社会支持。建议政府对社会支持方面的开支制定报销政策，重视社会和行为决定因素给患者健康带去的影响。

三、范式转变

以往慢病患者的治疗场景太过单一，只有在门诊才能够得到有效治疗，而患者需要的是得到切实的管理，不论是在家中，还是身处社区或医院，慢病管理能够无缝衔接。观念上的范式转变需要时间，慢病管理模式的循证医学依据还在发展，关于某一种具体的干预措施有效与否，是否能够提高患者的生活质量，是否能够花较少的钱获得较好的效益，医师并不能肯定。现有的治疗指南也有缺陷，尽管指南会指出血压水平如何，血糖情况怎样作为治疗达标的标准，却忽略了对患者的健康状况评价。慢病管理效果不仅仅是这些指标，更何况每一个具体的个体，无法通过统一的指标得到个体化的管理。慢病共患的情况面临着用药的相互作用，须考虑药物对于合并疾病的影响，健康信息技术和电子病历的发展整合了部分资源，为临床医师提供决策支持，促进卫生保健团队内部的交流。慢病管理的“基础设施”需要相应改变，医院将成为管理链条的一个环节，根据患者现实的需要，不论何时何地，卫生保健系统内部总有机构能够提供合适的照护，共同承担起慢病管理的职责。

四、患者与家庭参与

为了落实慢病管理以人为本的理念，患者及其家庭必须被纳入管理方案的决策和管理实践的改进中。美国奥古斯塔州在慢病管理委员会为患者及其家庭预留了顾问职位,这是在政策制定方面有益的尝试。

五、实施效果评价与研究

现有慢病管理模式的评价体系有待完善,除了疾病指南所涵盖的血清学、生物标志物等检查外,还应评估诸如因疾病诊疗行为损失工时等情况,这种功能状态评估对提高患者生活质量是有价值的。我们需要找到有效的评估手段,同时避免给保健提供者过重的负担,多学科合作的真实世界研究能够缩短理论实现的时间,而且该领域的研究也需要专门人员花大精力去开拓。

目前,我国慢病防治工作管理不到位、满意率低,其原因是不重视疾病预防工作,从源头上产生了大量的慢病群体,居民对医疗服务的需求快速增加,医疗保健费用也迅速增加,其大部分仍依赖于专科医师,投入成本增加,慢病知晓率和控制率都较低,慢病的防控效果不理想。

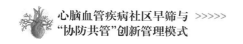

我国社区医疗体系技术薄弱、基层全科医生诊疗能力有限,患者在综合性三级甲等医院专科得到诊治后返回社区,后期无法获得慢病管理。因此,单纯依靠社区进行慢病管理无法取得良好的效果,仍需依托综合性三甲医院。综合性医院拥有丰富的医疗资源,但是专业划分过细,医生的专业知识面过窄。很多慢病患者可能同时存在多种系统的疾病,由于受到医生的技术水平和专业领域的局限,致使患者的治疗时间和医疗资源被浪费。综合性医院设置全科医疗科,将综合医院各专科科室、基层医院、社区医院组成医疗联合体,发挥综合性医院医疗资源的优势和全科医疗科的桥梁作用,培养专业的全科医生进行慢病管理,并建立以全科医疗科为基础的双向转诊平台,当患者突发慢病或严重的并发症时,由社区和基层医务人员将患者及其病历转运到综合性医院,及时

救治;疾病平稳或恢复后,转诊至基层医院或社区,进行康复锻炼及后续的治疗,共同推进"综合性三级甲等医院各专科-全科医疗科-基层医院或社区卫生服务中心"模式下的分级诊疗体系,真正实现"基层首诊、双向转诊、急慢分诊、上下联动"的目标。为此,应进一步强化与基层医院和综合性三级甲等医院的合作,规范社区慢病治疗的全科医生的培训,提升医疗服务质量,消除患者对社区医疗服务的顾虑。建立以社区为中心的慢病三级预防控制体系,将社区基础医疗资源纳入慢病诊断、管理、康复的全过程,引导慢病患者到社区卫生服务中心就诊,提高慢病管理的效率。以社区为管理单元,确定社区的健康问题,改善慢病患者的生活和行为习惯,通过全科医生与患者的及时沟通,促进和达成慢病的个体化管理,逐步形成全科医学与慢病管理相结合的模式,为建立社区慢病早期干预的健康管理模式奠定基础。

我们身处在一个卫生保健事业飞速发展的时代,心脑血管疾病慢病管理的优化与完善离不开每个人的努力,只要全社会携起手来,付出时间与精力、投资与关注,终将建立一种以人为本、负责任的、以患者为目标与以价值为导向的慢病管理模式。

参考文献

[1] Kannel W B, Dawber T R, Kagan A, et al. Factors of risk in the development of coronary heart disease—six year follow-up experience. The Framingham study[J]. Ann Intern Med, 1961, 55: 33-50.

[2] Truett J, Cornfield J, Kannel W. A multivariate analysis of the risk of coronary heart disease in Framingham[J]. Chronic Dis, 1967, 20(7): 511-24.

[3] Kannel W B, McGee D, Gordon T. A general cardiovascular risk profile: the Framingham Study[J]. Am J Cardiol, 1976, 38(1): 46-51.

[4] Wilson P W, D'Agostino R B, Levy D, et al. Prediction of coronary heart disease using risk factor categories[J]. Circulation, 1998, 97(18): 1837-1847.

[5] Liu J, Hong Y, D'Agostino R B, et al. Predictive value for the Chinese

population of the Framingham CHD risk assessment tool compared with the Chinese multi-provincial cohort study[J]. JAMA, 2004, 291(21): 2591-2599.
[6] 李雪平，谢艳虹，许朝霞，等.心血管疾病风险评估研究的概况[J].临床医学进展，2015，(03)：177-182.
[7] 刘静，赵冬，王薇，等.中国多省市心血管病危险因素队列研究与美国弗莱明翰心脏研究结果的比较[J].中华心血管病杂志，2004，(02)：75-80.
[8] Expert Panel on Detection, Evaluation and Treatment of High Blood Cholesterol in Adults. Executive summary of the third report of The National Cholesterol Education Program (NCEP) expert panel on detection, evaluation, and treatment of high Blood cholesterol in adults (adult treatment panel Ⅲ) [J]. JAMA, 2001, 285(19): 2486-2497.
[9] Goff D C Jr, Lloyd-Jones D M, Bennett G, et al. 2013 ACC/AHA guideline on the assessment of cardiovascular risk: a report of the American College of Cardiology/American Heart Association task force on practice guidelines[J]. J Am Coll Cardiol, 2014, 63(25 Pt B): 2935-2959.
[10] Muntner P, Colantonio L D, Cushman M, et al. Validation of the atherosclerotic cardiovascular disease Pooled Cohort risk equations [J]. JAMA, 2014, 311(14): 1406-1415.
[11] 沈逸枫，吴炯，郭玮，等.心血管疾病风险评估系统研究进展[J].检验医学，2018，33(02)：163-169.
[12] Collins G S, Altman D G. An independent external validation and evaluation of QRISK cardiovascular risk prediction: a prospective open cohort study[J]. BMJ, 2009, 339: b2584.
[13] Hippisley-Cox J, Coupland C, Vinogradova Y, et al. Derivation and validation of QRISK, a new cardiovascular disease risk score for the United Kingdom: prospective open cohort study[J]. BMJ, 2007, 335(7611): 136.
[14] Yang X, Li J, Hu D, et al. Predicting the 10-year risks of atherosclerotic cardiovascular disease in Chinese population: The China-PAR project (prediction for ASCVD risk in China) [J]. Circulation, 2016, 134(19): 1430-1440.
[15] 诸骏仁，高润霖，赵水平，等.中国成人血脂异常防治指南(2016 年修订版)[J].中国循环杂志，2016，31(10)：937-953.
[16] Ridker P M, Buring J E, Rifai N, et al. Development and validation of improved algorithms for the assessment of global cardiovascular risk in women: the Reynolds risk score[J]. JAMA, 2007, 297(6): 611-619.
[17] Ridker P M. A test in context: high-sensitivity C-reactive protein[J]. J Am Coll Cardiol, 2016, 67(6): 712-723.

[18] 康熙雄.CVD 诊断与治疗领域的检测指标和特色[J].实用检验医师杂志，2015,7(02)：65-69.
[19] 黄山，邓小林.心脏标志物实验室检测应用指南[M].北京：中国科学技术出版社，2015.

第五章

心脑血管疾病的预警模型及分子标志物

动脉粥样硬化性心血管疾病(atherosclerotic cardiovascular disease, ASCVD)是由动脉粥样硬化导致的心脏病发作和脑卒中。ASCVD是我国居民健康的首要威胁,给我国带来了沉重的疾病负担和社会经济负担。针对全人群和高危个体开展的心血管疾病危险因素防控是最有效的预防策略,而做好ASCVD发病风险的评估和预测,又是心血管疾病一级预防的重要基础。

ASCVD风险评估旨在依据ASCVD危险分层区分其发病的低危、中危、高危人群,以尽早识别高危个体,以采取针对性的防治措施。根据不同的ASCVD危险分层确定控制目标和干预力度,不但有益于降低高危患者患心血管疾病的风险,同时也避免了低危患者的医疗风险和不必要的医疗资源浪费。通过ASCVD风险评估还可以监测ASCVD发病风险的变化,并且根据患者的风险情况推荐每年进行健康体检,早期发现ASCVD亚临床病变,及时调整、干预不良的生活方式和临床治疗方案,有助于临床医务工作者提早采取干预措施,指导高危人群的自我管理。

第一节 心脑血管疾病的预警模型

当前常用的 ASCVD 风险评估工具包括美国的 Framingham 风险评估(Framingham risk score，FRS)模型、美国胆固醇教育计划成人治疗组第三次报告(the National Cholesterol Education Program Adult Treatment Panel Ⅲ，NCEPATP Ⅲ)模型、ACC/AHA 的汇总队列方程(pooled cohort equations，PCE)模型、欧洲系统性冠心病风险评估(systematic coronary risk evaluation，SCORE)模型、英国心血管风险评估(qresearch cardiovascular risk algorithm，QRISK)模型以及中国动脉粥样硬化性心血管疾病风险预测(prediction for ASCVD risk in China，China-PAR)研究等。但是，由于研究人群和地区的差异，各个风险评估系统的应用范围、研究指标、心血管疾病危险因素、终点事件、适用人群等不尽相同，且各具特点，文中将对几种常见的预警模型及其优缺点进行介绍，同时将各种模型的比较列入表 5-1-1 中。

一、Framingham 风险评估模型

到 20 世纪 40 年代，心血管疾病已成为美国人群的主要死因。鉴于此，1948 年，美国国立卫生研究院启动了 Framingham 心脏研究。对初始队列 5 209 名美国白种人、随后的子代和第三代以及 20 世纪末纳入的多种族进行研究。1961 年该研究最早提出危险因素概念，又于 1967 年根据年龄、性别、血压、吸烟、TC、HDL-C、糖尿病水平风险因子开始研究心血管疾病风险评估模型，并于 1976 年开发了首个心血管疾病风险评估模型，之后对模型进行了多次调整和验证。模型采用直接评分和多元回归分析等分析方法，预测个体 10 年冠心病的发病风险，并将其划

表 5-1-1 心脑疾病预警模型风险参数、评估目标及特点汇总表

模型名称	国家/地区	风险参数	评估目标	优点	缺点
FRS模型	美国	(1) 年龄 (2) 性别 (3) TC (4) HDL-C (5) 血压 (6) 吸烟	10年冠心病发病风险	(1) 经典之处是对未来10年CAD事件(心绞痛、心肌梗死和冠心病猝死)的风险预测,并将其划分为高危>20%、中危10%～20%和低危<10% (2) 全球首个预警模型,广泛应用于临床,是其他模型的试金石	(1) 主要目标人群是白种人,年龄范围比较窄,对亚裔、西班牙裔及老年美国人误差较大 (2) 只能预测10年冠心病事件 (3) 仅限于评估冠心病风险,没有考虑诸如肥胖、运动量、心血管疾病家族史、社会经济地位、心理因素等一些有意义的风险因素 (4) 会高估中国人群风险
SCORE模型	欧洲	(1) 年龄 (2) 性别 (3) TC水平 (4) TC/HDL-C比值 (5) 收缩压 (6) 吸烟	10年致死性心脑血管疾病总体风险(包括冠心病、脑卒中和主动脉瘤)	(1) 基于大数据的12个欧洲队列,25万人群数据,300万人年的观察价值,7 000例致死性心脑血管疾病事件 (2) 区分高危低危地区个体化计算公式,易于评估明显健康、临床前期无征兆的个体	(1) 不包括非致死性心脑血管疾病的危险评估 (2) 年龄范围相对较窄

续 表

模型名称	国家/地区	风险参数	评估目标	优点	缺点
				(3) 对具有急性冠脉综合征、脑卒中等高危风险者，可以自动合理地进行严重危险因素评估和处理 (4) 评分风险函数可以根据各国的国家死亡率统计数据进行校准	
NCEP ATP Ⅲ模型	美国	(1) 吸烟 (2) 血压≥140/90 mmHg 或者接受降压药物治疗 (3) 高 LDL-C 水平 (4) 低 HDL-C 水平 (5) 家族早发 CAD(直系亲属男性<55 岁、女性<65 岁 (6) 男性年龄≥45 岁 (7) 女性年龄≥55 岁	10 年冠心病风险	可用于估测 10 年间冠心病“硬”终点绝对风险，并可针对不同危险分层和 10 年冠心病风险推荐不同的降脂治疗目标和生活方式的干预建议	主要集中在高危危险因素及短期风险的评估，应用范围受到局限
PCE 模型	美国	(1) 年龄 (2) 性别 (3) 种族 (4) TC 水平 (5) HDL-C 水平 (6) 收缩压 (7) 是否接受抗高血压治疗 (8) 糖尿病 (9) 吸烟	10 年 ASCVD 总体风险(包括冠心病和脑卒中)	纳入了种族和糖尿病两个危险因素，可评估 10 年 ASCVD 总体风险，包括心肌梗死、冠心病死亡或脑卒中的 10 年风险	没有制订相应的分层图表，无法借助风险分层表格简便、直观地进行风险的评估，仍需借助相关工具计算风险

续 表

模型名称	国家/地区	风险参数	评估目标	优点	缺点
QRISK 模型	英国	(1) 年龄 (2) 性别 (3) 血压 (4) 吸烟史 (5) TC 水平 (6) HDL-C 水平 (7) 家族史 (8) BMI (9) 地区 (10) 社会剥夺	10 年 ASCVD 总体风险(包括冠心病、缺血性脑卒中、心肌梗死、心绞痛和短暂性脑缺血发作)	模型参数多样、终点事件定义广,涵盖了世界上主要的人种,年龄范围宽于其他模型	受年龄影响的参数过于复杂,仅适用于英国人群
China-PAR 模型	中国	1. 男性 China-PAR 模型纳入变量包括: (1) 年龄 (2) 收缩压 (3) TC 水平 (4) HDL-C 水平 (5) 吸烟状况 (6) 糖尿病 (7) 腰围 (8) 南北方区域 (9) 城乡 (10) ASCVD 家族史 (11) 年龄与收缩压的交互作用 (12) 年龄与当前吸烟状况的交互作用	10 年 ASCVD 总体风险(包括急性心肌梗死、冠心病死亡以及致死和非致死性脑卒中)	根据中国实际情况和疾病谱的特点,考虑了南北方和城乡的影响,并考虑了腰围、ASCVD 家族史,以及年龄与各危险因素的交互作用	样本量跟欧美模型相比较小

续 表

模型名称	国家/地区	风险参数	评估目标	优点	缺点
		(13) 年龄与 ASCVD 家族史的交互作用。 2. 女性 China-PAR 模型纳入变量包括：男性模型的(1)～(8)和(11)			
《2016 版指南》	中国	(1) 血压 (2) 年龄 (3) 性别 (4) 吸烟史 (5) HDL-C 水平 (6) LDL-C 水平 (7) TC 水平 (8) 糖尿病 (9) BMI	10 年 ASCVD 总体风险(包括急性冠状动脉综合征、稳定性冠心病、血运重建术后、缺血性心肌病、缺血性脑卒中、短暂性脑缺血发作、外周动脉粥样硬化病等)	分层更细，极高危患者定义为所有 ASCVD 患者，对 10 年期 ASCVD 发病风险为中危且年龄<55 岁的人群，增加了进行 ASCVD 余生危险评估的建议	年龄范围较窄仅适用于 35～64 岁
RRS 模型	美国	1. 女性 RRS 模型纳入变量包括： (1) 年龄 (2) 收缩压 (3) 吸烟 (4) 家族 (5) 早发心肌梗死病史 (6) TC (7) HDL-C (8) hs-CRP (9) HbA1c(如患有糖尿病) 2. 男性 RRS 模型纳入变量同女性模型	10 年 ASCVD 风险(包括首发心肌梗死、缺血性脑卒中、冠状动脉血运重建和心血管疾病死亡)	纳入了 hs-CRP 和家族早发心肌梗死病史，显著改善了总心脑血管疾病风险预测，本模型相对更简单、经济	仅适用于白种人

分为高危(>20%)、中危(10%~20%)、低危(<10%)。

目前,FRS作为全球首个开发的心血管预警模型已成为全世界应用最为广泛的心血管疾病风险评估工具,为量化心血管疾病风险、指导心血管疾病的预防保健做出了巨大的贡献。但其也存在缺点。首先,该研究的主要目标人群为白种人群,年龄范围也比较窄,对亚裔、西班牙裔及老年美国人误差较大。当然FRS也在不断完善,于20世纪90年代末,建立了Omni研究队列,纳入了非裔美国人、西班牙人、亚洲人、印度人、太平洋岛居民以及印第安人;终点事件也不再仅限于冠状动脉疾病事件,还纳入了脑血管疾病、周围血管病变、心力衰竭等,使得FRS系统的应用范围更加广泛,而且不再局限于白种人。其次,FRS模型仅限于评估冠心病风险,没有考虑诸如肥胖、运动量、心血管疾病家族史、社会经济地位、心理因素等一些有意义的风险因素。最后,有研究证实,此模型高估了德国、丹麦等人群的冠心病发病风险,也高估了我国人群的心血管风险。

二、美国胆固醇教育计划成人治疗组第三次报告模型

2001年5月美国国家胆固醇教育计划成年人治疗组第三次会议报告(NCEP ATP Ⅲ)发布。NCEP ATP Ⅲ不再使用原有的FRS模型的连续变量形式,而是将危险因素进行分层,对每一分层进行量化赋分,最后通过计算总分对患者进行疾病风险评估。评分工具不仅有助于患者理解,而且也能够在临床上得到较好的推广应用。主要的危险因素包括吸烟、血压≥140/90 mmHg或者接受降压药物治疗、高LDL-C、低HDL-C、家族早发冠心病(直系亲属男性<55岁、女性<65岁)、男性年龄≥45岁、女性年龄≥55岁。NCEP ATP Ⅲ将危险因素分为3层:① 确诊冠心病和冠心病等危症(包括非冠状动脉形式临床动脉硬化疾病、糖尿病、致10年冠心病)风险>20%的多重危险因素;② 2种或以

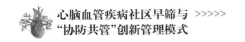

上的危险因素；③ 0或1种危险因素。针对不同的危险分层和10年CAD风险推荐不同的降脂治疗目标和生活方式干预建议，并于2004年对血脂控制目标加以修订，增加了该评估工具的亮点。但NCEP ATP Ⅲ倾向将多种危险因素水平升高的女性和较年轻的男性均归为短期心血管疾病绝对低风险，有利于对高危人群的简单筛选和根据不同年龄段的平均危险度和最低危险度来评估低危人群的个体绝对危险度及发病相对危险度。其缺点主要集中在高危危险因素及短期风险的评估，应用范围受到局限。

三、PCE模型

ACC/AHA于2013年在全球率先公布了运用在线计算器或手机应用等评估个体未来10年ASCVD发病风险的PCE模型。PCE模型是以Framingham 10年期冠状动脉疾病风险预测队列以及最新的Framingham 10年期一般心血管疾病风险预测队列为基础建立的新的风险预测公式。为了提高PCE模型的适用性，又纳入了地区与种族各不相同的多个研究人群。在总的研究人群中，白种人女性为11 240名，其中有902例发生过绝对ASCVD事件；白种人男性为9 098名，其中1 259例发生过绝对ASCVD事件；美国黑种人女性为2 641名，其中290例发生过绝对ASCVD事件；美国黑种人男性为1 647名，其中1 259例发生过绝对ASCVD事件。PCE模型以心肌梗死、冠状动脉疾病死亡、缺血性卒中为终点事件，纳入了年龄、性别、血压、吸烟史、TC、HDL-C、糖尿病为风险因素，进行为期10年的脑卒中风险预测，测得数据包括受试者10年脑卒中风险概率、无危险因素对照人群10年脑卒中风险概率、受试者终身脑卒中风险概率和无危险因素对照人群终身脑卒中风险概率4项。同时指出PCE模型来自美国的白种人和黑种人队列数据，该预测模型不一定适用于其他人群。与FRS模型比较，汇总队列方程(估计)使用更加现代化和多样化的队列数据来开发,纳入了种族和糖尿病因素,用于评估心肌梗死、冠心病死亡或脑卒中人群的 10 年风险,于 2013 年应用于临床。10 年心脑血管疾病事件风险<7.5%被认为是低风险人群,而 10 年心脑血管疾病事件风险≥7.5%则被认为是高风险人群。在美国人群中评估心脑血管疾病风险的分布受年龄和性别的高度影响。虽然 PCE 模型的风险评估适用范围较广,且也具有较好的性能,但相对 FRS 模型可以借助风险分层表格简便、直观地进行风险评估,该心脑血管疾病风险合并队列方程没有制订出相应的分层图表,仍需借助相关工具计算风险。

四、SCORE 模型

欧洲在借鉴 FRS 模型的基础上建立了一个适于欧洲临床实践的综合风险评估系统——SCORE 模型。其研究对象来自欧洲 12 个不同国家,排除既往有心脏病者,共纳入 205 178 人。该研究以致死性心脑血管疾病事件(包括心脏病、脑卒中和主动脉瘤)为终点,研究其 10 年首发风险。评估的主要危险因素为年龄、性别、TC、TC/HDL-C 比值、收缩压和吸烟。由于一些地中海沿岸国家,如希腊、西班牙等特有的地中海饮食习惯(以植物食品为主)使得这些国家和地区的心脑血管疾病发病率明显低于其他欧洲国家。因此,SCORE 模型还纳入了地区差异这一风险因素,对欧洲高危地区和低危地区建立个体化计算公式,易于评估明显健康、临床前期无征兆的个体;对具有急性冠脉综合征、脑卒中等高危风险者,可以自动、合理化地进行严重危险因素评估和处理;冠心病和脑卒中死亡的风险可以单独计算;评分风险函数可以根据各国的国家死亡率统计数据进行校准。但 SCORE 模型并不包括非致死性心脑血管疾病的危险评估,年龄范围也相对较窄。

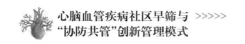

五、QRISK 模型

由于 FRS 模型会高估英国人群绝对冠状动脉疾病的风险，且 SCORE 模型中英国被列为低风险地区，为建立一种适用于英国的新型心脑血管疾病风险评分模型，1993—2008 年英国研究者利用来自全科诊所常规收集的数据进行前瞻性开放性队列研究。该研究共计纳入约 230 万名受试者，年龄 35～74 岁，其中约 14 万例发生心脑血管事件，研究旨在评估适用于英国人群的 10 年心脑血管疾病风险。该模型不仅纳入了年龄、性别、血压、吸烟史、TC、HDL-C 等传统风险因素，还将家族史、BMI、地区及社会剥夺作为风险因素。同时，该模型对心脑血管事件的定义更为宽泛，除冠心病、缺血性脑卒中、心肌梗死、心绞痛外，还纳入了短暂性脑缺血发作（TIA）作为终点事件。随着 QResearch 数据库中人群信息的不断更新，研究者发现近年来心脑血管疾病的发病率呈下降趋势，肥胖率升高，吸烟率下降，因此 QRISK 每年都会进行修订。截至 2015 年，QRISK 的推导队列人数为 6 672 817 名，验证队列人数为 2 093 374 名。QRISK 应用范围非常广泛，不仅涵盖了世界上主要的人种（白种人、南亚人种、非裔黑种人、加勒比海黑种人、中国或其他亚洲国家人），而且适用年龄为 25～84 岁，年龄范围明显宽于其他模型，但这样也使得受年龄影响的风险因素更为复杂。

六、China-PAR 模型

由于中国的人种、地域与西方国家存在巨大差异，上述欧美心脑血管疾病风险评估模型在我国并不一定适用。因此，需要制订符合我国人群的心脑血管疾病风险评估系统。China-PAR 模型整合了中国心脑血管健康多中心合作研究、中国心脑血管疾病流行病学多中心协作研究等

4项最新的中国人群前瞻性队列随访数据，涵盖全国15个省市，40多个协作点，共计12.7万人。该研究对1998—2001年的2.1万名队列人群平均随访12.3年，其中新发ASCVD 1 048例，ASCVD包括急性心肌梗死、冠心病死亡以及致死和非致死性脑卒中。该队列采用严格的统计学方法，按性别构建了China-PAR模型。在模型构建过程中，不仅综合考虑了既往欧美国家风险评估模型中涉及的危险因素（年龄、收缩压、是否服用降压药物、TC、HDL-C、吸烟和糖尿病），还根据中国实际情况和疾病谱的特点，考虑了南北方和城乡的影响，腰围、ASCVD家族史、年龄与各危险因素的交互作用。还采用10×10交叉验证方法，在上述队列人群中进行了China-PAR模型的内部验证，进而分别在1.4万人和7.1万人的两个随访人群中进行了外部验证，以C-统计量和校准度卡方统计量评价该模型，显示China-PAR模型对于10年ASCVD发病风险具有良好的预测能力。与PCE模型相比，发现China-PAR模型更适用于中国人群。

七、《中国成人血脂异常防治指南(2016修订版)》

《中国成人血脂异常防治指南（2016修订版）》（简称《2016版指南》）中的ASCVD风险分层建议基本沿用了《中国成人血脂异常防治指南（2007版）》的分层方案，主要以血压、年龄、吸烟史、HDL-C、LDL-C、TC为依据，但是分层更加细化，纳入的风险因素也更多。《2016版指南》在进行10年期ASCVD风险评估前增加了下列判断标准：将ASCVD患者直接列为极高危人群，将LDL-C≥4.9 mmol/L或TC≥7.2 mmol/L的受试者以及年龄≥40岁、LDL-C为1.8～4.9 mmol/L或TC为3.1～7.2 mmol/L的糖尿病患者列为高危人群。不符合上述判断标准者再进行10年期ASCVD风险评估。同时加入了对10年期ASCVD发病风险为中危（5%～9%）且年龄<55岁的人群，增加了进

行 ASCVD 余生危险评估的建议。ASCVD 余生危险评估纳入了血压、非 HDL-C、HDL-C、BMI 和吸烟史 5 个风险因素，以便能够早期识别 ASCVD 余生危险高危的个体并对其及早进行干预。在《2016 版指南》中也提供了 ASCVD 风险分层彩图，以便能在评估个体风险时进行定量。

八、Reynolds 风险评分模型

随着危险因素研究进入分子层面，除年龄、性别、高血压、吸烟史、TC、HDL-C、糖尿病等传统因素外，更多新的风险因子被纳入心血管疾病的评估中，平均随访 10.2 年，评估其 10 年发生心脑血管疾病的风险(终点为首发心肌梗死、缺血性脑卒中、冠状动脉血运重建和心脑血管疾病死亡)。建立了 2 个风险评估模型：一个是最优拟合模型，纳入的风险因子为年龄、收缩压、吸烟、家族早发心肌梗死病史、Lp(a)、ApoA1、ApoB、超敏反应 C 蛋白(high-sensitivity C-reactive protein, hs-CRP)、HbA1c(如患有糖尿病)；另一个是简化模型，即 Reynolds 风险评分(Reynolds risk score, RRS)模型(女性)，涵盖的风险因子有年龄、收缩压、吸烟、家族早发心肌梗死病史、TC、HDL-C、hs-CRP、HbA1c(如患有糖尿病)。与 FRS 模型和 SCORE 模型传统心脑血管疾病危险因素相比，RRS 模型纳入了 hs-CRP 和家族早发心肌梗死病史，hs-CRP 在心血管事件的预测中有极高的价值。与动脉粥样硬化相比，hs-CRP 与冠心病的相关性更为密切，显著改善了总的心脑血管疾病的风险预测，该模型相对更简单、经济。

随着研究的深入，越来越多新的风险因子被纳入新的心脑血管疾病风险研究中，越来越多的变量使得心脑血管疾病风险的评估变得越来越复杂。要将心脑血管疾病风险评分系统做到既要广泛适用又要个体化，任重而道远。

第二节　心脑血管疾病的分子标志物

心脑血管疾病是由血液病变引起动脉粥样硬化，其对人体的损害是隐秘的、逐渐的、全身性的，早期很少有明显的临床症状。尽管在心脑血管疾病的诊断检查技术中有超声心动图、核素心血管造影、计算机体层扫描(CT)、磁共振成像(magnetic resonance imaging, MRI)等，但这些检查价格昂贵，不适宜用于动态监测，而血液生化检查对冠心病的诊疗可提供重要的实验室数据。在所有的方法中，心电图(electrocardiogram, ECG)检查和生化标志物测定仍是使用最广且价廉的方法。但 ECG 对于无 Q 波的急性心肌梗死、不稳定心绞痛及病情复杂的患者仍无法诊断，此时只有依靠心脏损伤标志物的检测。因此，寻找有效的生物标志物来诊断、分级、指导治疗心脑血管疾病一直是临床检验诊断学科的一个重点内容。20 世纪 50 年代，医学上的一大进展就是以动态测定血清酶活力的变化来诊断急性心肌梗死，特别是 80 年代以测定肌酸激酶及其同工酶作为急性心肌梗死发病 24 h 的生化标志物的“金标准”在临床得到广泛应用。近 20 多年来，心脏标志物检验医学的发展是临床诊断心血管疾病最为令人振奋的进展之一，为广大心血管疾病患者的早期诊断和治疗赢得了时间，降低了医疗费用，促进了患者的预后。2006 年世界心血管疾病研究的先驱 Braunwald 在《自然》杂志发表文章指出，近 20 年来心血管疾病医学领域里最令人激动的发现都与心脏标志物有关。目前，已经有一系列较为成熟、临床普遍开展的生物标志物检测为心脑血管疾病的诊断与治疗提供了重要的参考依据，其中也包括一些与其相关的危险因素指标。心脑血管疾病的分子标志物包括血管本身和凝血系统的分子标志物、脂代谢分子标志物和炎症分子标志物、粥样斑块钙化和非钙化脱落预测性分子标志物，以及 RNA、DNA 相关分子标志物等;还有脏器损伤分子标志物,如心肌损伤分子标志物和脑损伤分子标志物。

一、心肌损伤的分子标志物

(一) 心肌损伤酶学标志物

心肌酶谱包括门冬氨酸氨基转移酶、肌酸激酶及其同工酶、乳酸脱氢酶、α-羟丁酸脱氢酶,其中肌酸激酶和同工酶主要存在于心肌细胞外浆层,是临床诊断心肌细胞损伤的心肌酶谱中最具特异性的酶。对于心肌损伤的酶学标志物来讲,其具有测定方法成熟、经济、快速等优点,但酶自身的本质也决定了其出现时间与峰值时间较晚、特异度较差等缺点。

(二) 心肌损伤蛋白类标志物

1. 肌钙蛋白

肌钙蛋白(Tn)是肌肉收缩的调节蛋白,存在于骨骼肌和心肌中。心肌 Tn(cardiac troponin, cTn)是 Tn 复合体中与心肌收缩功能有关的一组蛋白,由 cT-nT、cTnI 和 cTnC 3 种亚单位组成。其中,cT-nT、cTnI 是心肌特有的抗原,利用抗 cT-nT、cTnI 的特异性抗血清可以测定。心肌损伤时,心肌细胞的通透性增加,cTn 在血清中浓度增高。因而血清中的 cTn 浓度可反映心肌的受损情况,是心肌损伤的特异性标志物,其特异度和灵敏度均优于目前常用的心肌酶。cTn 是目前特异性最强、诊断价值和预后预测价值最高、临床应用最广泛的心肌损伤分子标志物。

2. 肌红蛋白

肌红蛋白(myoglobin, Mb)是一种氧结合蛋白,和血红蛋白一样含有亚铁血红素,能结合和释放氧分子,因而有贮氧和运输氧的功能。Mb

存在于心肌和骨骼肌中，其分子量小，易从坏死的细胞中释放。在正常情况下，血中 Mb 含量很低。当心肌和骨骼肌损害时，血中和尿中的 Mb 水平升高。故测定 Mb 对心肌梗死和某些骨骼肌损害的诊断有意义。Mb 的特点是分子量较小(相对分子量 17 000～18 000)，诊断窗口期较早，敏感性强，特异性差。Mb 水平升高还见于急性骨骼肌损伤、肾衰竭、心力衰竭等疾病。

二、心肌缺血的分子标志物

缺血修饰白蛋白(ischemia modified albumin, IMA)测定是较新的实验项目，已用于急诊室就诊的胸痛患者的诊断及鉴别诊断。Bar-Or 等最早发现心肌缺血时人血清白蛋白的氨基端在氧化应激作用下构型改变以及结合过渡金属的能力下降，形成 IMA。利用该原理，他们设计出白蛋白钴结合试验的方法来检测 IMA 的水平。此后，国外学者进行了大量的临床研究，评价该指标对心肌缺血的诊断价值。结果发现，同其他心肌缺血分子标志物相比，IMA 具有敏感度高、阴性预测值高、在外周循环出现时间早等优点。即在 cTn 等心肌坏死标志物尚不能被检测到的缺血早期，IMA 血清浓度已升高。2003 年 2 月，美国食品药品管理局已批准 IMA 作为早期心肌缺血的生化标志物，用于对低危患者急性冠脉综合征的辅助诊断。

三、心脏功能的分子标志物

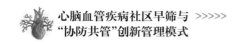

心钠素是心肌细胞产生的一种神经激素，其主要功能是增加尿、钠排泄，降低血管紧张素-醛固酮引起的血管收缩及血压升高。心钠素有 3 种：① 心房脑利尿钠肽，其大量储存于心房中；② 心室脑利尿钠肽，即 B 型脑利尿钠肽(B-type natriuretic peptide, BNP)，心室为其主要储

存和释放部位;③ 血管脑利尿钠肽。其中以 BNP 最稳定,被作为心力衰竭的诊断指标。在正常情况下,BNP 在心肌细胞内以前体(proBNP)形式存在,当心室压力增高、容积增大时,proBNP 分子水解成 2 个片段(活性形式的 BNP 和非活性形式的 NT-proBNP,后者代谢清除途径为肾脏,前者代谢清除途径不受肾脏影响),从心肌细胞大量释放入血。但是心室储存 BNP 能力有限,心力衰竭时心室和心房的心肌细胞中 BNP 浓度都会明显升高。因为其浓度不受肾脏影响,血中 BNP 浓度的升高能反映心力衰竭时心室压力升高及容积增加。血 BNP 浓度测定是目前心力衰竭诊断最好的临床化学诊断指标,BNP 和非活性形式的 NT-proBNP 两者的临床价值相同,都可用于心力衰竭的诊治。

四、心血管炎症状态

临床常见的炎症标志物主要有 CRP、白介素-6、TNF-α、血管内皮生长因子、糖基化终末端产物等,常用于心脑疾病检测的炎症因子有以下 2 种。

1. CRP

CRP 是一种非特异性的急性时相反应蛋白,当细菌感染引起炎症、组织损伤和手术后,于炎症进程 6～12 h 血中浓度即可明显升高。CRP 也是心血管炎症性病变的生物标志物,多次检测增高是炎症持续存在的信号,提示存在动脉粥样硬化的危险。

2. 脂蛋白相关磷脂酶 A2

脂蛋白相关磷脂酶 A2(lipoprotein-associated phospholipase A2, Lp-PLA2)又称为血小板活化因子乙酰水解酶,是一种炎性细胞分泌的能促使氧化磷脂水解的磷脂酶,是磷脂酶 A2 超家族中的一员。由于 CRP 缺乏相关特异性,目前在欧美国家的临床研究中对人血浆 Lp-PLA2 的检测达成共识。认为只有 Lp-PLA2 的检测能直接、准确地反映血管内炎症的程度，并且它反映的是动态的变化，可作为一个动态指标。

五、血小板功能与凝血机制分子标志物

血液中纤维蛋白单体经活化因子Ⅷ交联后，再经活化的纤溶酶水解产生特异的降解产物称为纤维蛋白降解产物。D-二聚体是最简单的纤维蛋白降解产物，其水平升高反映体内高凝状态和继发性纤溶亢进。D-二聚体对血栓性疾病的诊断、疗效评估和预后判断具有重要的意义，高灵敏度的 D-二聚体检测可以作为深静脉血栓的初筛指标。

六、预测心脏危险事件的分子标志物

心脏危险事件常见的检测指标是血清脂质，具体包括 TC、TG、LDL-C、HDL-C、脂蛋白(a)和载脂蛋白等，以及 Hcy 及髓过氧化物酶。高浓度的 Hcy 会对血管内壁造成损害，使血管内膜增厚、粗糙、斑块形成，管腔狭窄甚至阻塞，动脉供血不全，导致动脉粥样硬化和冠心病发生。因此，血 Hcy 水平的检测可用于心血管疾病危险性评估。髓过氧化物酶是冠状动脉疾病的炎症因子，可能在动脉粥样硬化的诊断和危险评估中起一定的作用。髓过氧化物酶水平的升高不仅与患冠状动脉疾病易感性相关，还可以预测早期患心肌梗死的危险性。

目前，临床用于心脑血管疾病诊断的相关标志物主要应用于心脑血管疾病相关疾病的诊断、危险性分类和预后评估，同时还可减少其他不必要的检查和医疗资源的浪费，减轻患者的痛苦和经济负担。但是，心脑血管疾病相关标志物的应用和结果解释，必须密切结合患者病理生理变化和临床表现，同时应注意其各项检测指标的标准化和方法学评价。

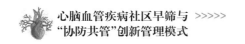

参考文献

[1] Ryan K A, Cole J W, Saslow K, et al. Prevention opportunities for oral contraceptive-associated ischemic stroke[J]. Stroke, 2014, 45(3): 893-895.

[2] Henderson V W, Lobo R A. Hormone therapy and the risk of stroke: perspectives 10 years after the women's health initiative trials [J]. Climacteric, 2012, 15(3): 229-234.

[3]《中国居民营养与慢性病状况报告(2015年)》发布[J].上海医药,2015,36(13):79.

[4] 杨焱,南奕,屠梦吴,等.《2015中国成人烟草调查报告》概要[J].中华健康管理学杂志,2016,10(2):85-87.

[5] Wu J, Wu C, Fan W, et al. Incidence and predictors of left ventricular remodeling among elderly Asian women: a community-based cohort study[J]. BMC Geriatr, 2017, 17(1): 21.

[6] Fu S, Luo L, Ye P, et al. Epidemiological associations between hyperuricemia and cardiometabolic risk factors: a comprehensive study from Chinese community[J]. BMC Cardiovasc Disord, 2015, 15: 129.

[7] Merino J, Masana L, Guijarro C, et al. [Recomendations for clinical use of food enriched phytosterols/phytostanols handling hypercholesterolemia] [J]. Clin Investig Arterioscler, 2014, 26(3): 147-158.

[8] Gidding S S, Rana J S, Prendergast C, et al. Pathobiological determinants of atherosclerosis in youth (PDAY) risk score in young adults predicts coronary artery and abdominal aorta calcium in middle age: the CARDIA study [J]. Circulation, 2016, 133(2): 139-146.

[9] Wang Z, Chen Z, Zhang L, et al. Status of hypertension in China: results from the China hypertension survey, 2012-2015[J]. Circulation, 2018, 137(22): 2344-2356.

[10] 赵文华,孔灵芝,霍勇.血脂异常应成为基层慢性病健康管理的核心内容[J].中华健康管理学杂志,2018,12(04):289-291.

[11] Cholesterol Treatment Trialists C, Baigent C, Blackwell L, et al. Efficacy and safety of more intensive lowering of LDL cholesterol: a meta-analysis of data from 170,000 participants in 26 randomised trials[J]. Lancet, 2010, 376(9753): 1670-1681.

[12] Sever P S, Dahlof B, Poulter N R, et al. Prevention of coronary and stroke events with atorvastatin in hypertensive patients who have average or lower-than-average cholesterol concentrations, in the Anglo-Scandinavian cardiac outcomes trial—lipid lowering arm (ASCOT-LLA): a multicentre randomised

controlled trial[J]. Lancet, 2003, 361(9364): 1149 - 1158.

[13] 何柳,杜昕,王文化,等.北京社区血脂异常患者他汀类药物服药依从性及影响因素分析[J].中华健康管理学杂志,2018,12(04):300 - 306.

[14] 马程乘,叶小琴,葛阳,等.杭州市某城市化社区人群血脂的变化趋势[J].中华健康管理学杂志,2018,12(04):307 - 312.

[15] 黄黎英,任菁菁.家庭医生契约式服务对社区老年人血脂异常干预效果评价[J].中华健康管理学杂志,2018,12(04):360 - 361.

[16] 李雯,马方,蒋益民,等.颈动脉斑块与全因死亡及心脑血管事件的关系[J].中华心血管病杂志,2017,45(12):1086 - 1090.

[17] Piepoli M F, Hoes A W, Agewall S, et al. 2016 European Guidelines on cardiovascular disease prevention in clinical practice: The Sixth Joint Task Force of the European Society of Cardiology and Other Societies on Cardiovascular Disease Prevention in Clinical Practice (constituted by representatives of 10 societies and by invited experts) developed with the special contribution of the European Association for Cardiovascular Prevention & Rehabilitation (EACPR) [J]. Eur Heart J, 2016, 37(29): 2315 - 2381.

[18] Chen Z, Peto R, Zhou M, et al. Contrasting male and female trends in tobacco-attributed mortality in China: evidence from successive nationwide prospective cohort studies[J]. Lancet, 2015, 386(10002): 1447 - 1456.

[19] Gu D, Kelly T N, Wu X, et al. Mortality attributable to smoking in China[J]. The N Engl J Med, 2009, 360(2): 150 - 159.

[20] 王政和,董彦会,宋逸,等.中国 2014 年 9～22 岁学生体育锻炼时间不足 1 小时的流行现状与影响因素分析[J].中华流行病学杂志,2017,38(03):341 - 345.

第六章

心脑血管疾病的危险因素及控制现状

心脑血管疾病是严重威胁人类健康的疾病。随着社会老龄化和城市化进程的加快,中国居民不健康生活方式的比例和心脑血管疾病的患病率在低龄人群和低收入人群中呈快速增长和个体聚集的趋势。总体而言,心脑血管疾病在中国的患病率和死亡率仍呈上升趋势。全国心脑血管疾病患者估计有 2.9 亿人,其中包含 2.7 亿例高血压患者,1 300 万例脑卒中患者,1 100 万例冠心病患者,500 万例肺心病患者,450 万例心力衰竭患者,250 万例风湿性心脏病患者,200 万例先天性心脏病患者。心脑血管疾病死亡人数首次占疾病总死亡人数的 40%以上,领先肿瘤等疾病。近年来,农村地区的心脑血管疾病死亡率一直高于城市地区。2004 年以来,心脑血管疾病住院费用年均增速远远高于 GDP 增速。心脑血管疾病日益加重的负担已成为我国一个主要的公共卫生问题,防治心脑血管疾病迫在眉睫。心脑血管疾病的发生受许多因素影响,由于其致病机制既相同又有各自的特点,所以心脑血管疾病既有许多共同的危险因素,包括身体和生命、疾病因素、社会心理因素、气象因素及其他因素,也有许多不同的危险因素。本章主要阐述心血管疾病与脑血管疾病的相同危险因素、不同危险因素以及我国心血管疾病与脑血管疾病危险因素控制的现状。

第一节　心脑血管疾病危险因素的异同

一、相同危险因素

（一）机体因素

机体因素主要包括性别和年龄、超重、肥胖、遗传等方面。

1. 性别与年龄

在心脑血管疾病患者中，年龄因素的影响更为突出，年龄与心脑血管疾病发病率呈正相关。年龄越大，血管壁的弹性就越弱，血液的代谢能力就越差，也就越容易引起心脑血管疾病。值得注意的是，近年来因年轻人的生活和工作存在各种不规律的现象，正在导致心脑血管疾病发病低龄化。吸烟、饮酒等不健康的生活方式因素，以及长期过度工作和生活造成的精神压力是男性心脑血管疾病高发的原因。另外，调查发现绝经前妇女很少患冠心病，其发病率低于男性；绝经后妇女接受标准剂量激素（口服避孕药、绝经后激素药物）治疗后，脑卒中的风险增加三分之一，激素治疗对老年妇女的影响更明显，但对 60 岁以下妇女的不良反应较小。脑血管意外的发生率随着年龄增长而增加，特别是 60 岁以上男性发生率高于女性，但 75 岁以上女性发生率高于男性。另外，男性心脑血管疾病具有起病急、发病快的特点，一旦抢救不及时，容易发生心肌梗死，甚至导致猝死。

2. 超重与肥胖

超重和肥胖是心脑血管疾病的易感因素。《中国居民营养与慢性病状况报告(2015 年)》指出，2012 年我国成年(≥18 岁)居民超重率为 30.1%，肥胖率为 11.9%，较 2002 年超重率增加 7.3%，肥胖率增加 4.8%。同时，

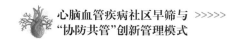

2012 年的超重率和肥胖率，农村虽然低于城市，但涨幅高于城市。18 岁以上居民的中心性肥胖率有增长趋势，腰围平均值显著增加，农村涨幅高于城市，城乡差距正在缩小。同时，在青少年中超重/肥胖率明显增长。肥胖可引起血流动力学改变和左心室肥厚，导致心律失常，增加血栓形成的风险，加速动脉粥样硬化的形成。肥胖还与许多其他疾病密切相关，如糖尿病、血脂异常、动脉粥样硬化和心血管疾病并发症。在一项大规模的澳大利亚队列研究中，研究人员分析了 158 546 名参与者的 BMI 和因心血管疾病住院之间的关系，证实当 BMI 升高时，心血管疾病患者住院的风险随着心绞痛和急性心肌梗死的发生率显著增加。

3. 遗传

心血管疾病在人群中普遍存在，以遗传性脂质异常如高胆固醇血症、高 TG 血症、HDL 代谢障碍和伴随的高脂血症更为严重。血脂水平的变化是心血管疾病的重要危险因素。脑血管疾病的家族易感性与高血压、心脏病和糖尿病的家族性高患病率相关。白种人、黑种人和黄种人的脑血管疾病存在种族差异，这与环境因素，如高盐饮食、特殊偏好和生活条件相关。

（二）生活因素

生活因素主要包括吸烟、饮酒、饮食不合理和活动不足等。

1. 吸烟

吸烟是心脑血管疾病的重要危险因素之一。根据 2010 年全球成人烟草调查中我国项目报告显示，大于 15 岁的吸烟人数有 3.56 亿人，被动吸烟者有 7.38 亿人。如此庞大的吸烟群体对心血管疾病，特别是急性心肌梗死的影响是不言而喻的。中国多省心脑血管疾病危险因素队列研究对 3 万人的 10 年随访结果显示，在 35～64 岁人群中吸烟是急性心脑血管事件的独立危险因素之一。在 35～64 岁人群中，吸烟占急性冠心病事件的 19.9%，占急性缺血性脑卒中事件的 11%。2015 年中国成人烟草调查报告显示，1984 年以后男性吸烟率为 63%，我国男性吸烟率占全世界首位。目前我国 15 岁以上男性有 52.1%吸烟，女性有 2.7%吸烟。男性医务工作者有 43%吸烟，教育工作者有 48%吸烟。我国青少年烟草调查数据指出，2014 年我国青少年中有 6.9%吸烟，其中男性占11.2%，女性占 2.2%；农村占 7.8%，城市占 4.8%。现有烟草使用者中，约有 71.8%曾尝试戒断。

多因素分析显示，吸烟者发生急性冠心病事件、缺血性脑卒中事件和出血性脑卒中事件的风险分别为非吸烟者的 1.75、1.37 和 1.21 倍。在欧美国家心脑血管疾病危险因素队列研究中也发现类似的结果。该研究对近 1 万人进行了长达 15 年的随访，在 35～59 岁人群中有 31.9%的缺血性心血管疾病与吸烟有关。与不吸烟者相比，男性吸烟者患缺血性心血管疾病的风险增加了 1 倍，女性则增加了 59%。吸烟是心血管疾病的主要危险因素之一。研究表明，吸烟与心血管疾病的发病率和病死率呈剂量反应关系，被动吸烟也会增加心血管疾病的风险。

2. 饮酒

酗酒者患冠心病的风险会增加。在动脉粥样硬化的基础上，如果大量饮酒伴随情绪激动，可导致脑血管意外。酗酒会导致血液成分改变、血压增高、脑血流量变少。

3. 不合理膳食

中国健康与营养调查研究指出，近 30 年来中国居民总能量摄入呈下降趋势，但一些膳食特点明显不利于心脑血管疾病的预防。

（1）水与无机盐：许多国家的研究表明，冠心病的死亡率与饮用水的硬度呈负相关，认为水质中不同种类和含量的无机盐对冠心病的影响不同。如镁、钙、硒、钼对冠心病有保护作用，而钠、铅、砷等可导致动脉粥样硬化。膳食钠负荷过高和钙摄入不足是脑血管意外的危险因素，特别是高钠低钾饮食是导致高血压的重要机制之一，可增加脑卒中的风险。

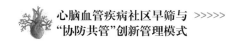

(2) 脂质：脂质中的胆固醇会引起动脉粥样硬化，以动物性食物为主的饮食，会摄入更多的胆固醇，导致冠心病和脑血管疾病的患病率增加。文献表明，血脂异常指的是 TC 和(或)TG 水平升高。基线 TG 水平每升高 0.113 mmol/L，脑卒中风险增加 5.5%。

4. 活动不足

活动不足是心脑血管疾病的独立危险因素。脑力劳动者冠心病的发病率一般高于体力劳动者。脑力劳动者平时活动量少，冠状动脉缺乏负荷运动，加上脂质成分沉着，容易发生冠心病。缺乏体育活动会导致超重和肥胖、高血压、血脂异常、血糖升高，并增加心脑血管疾病的风险。一项来自中国健康与营养调查的研究表明，低体力活动强度人群的平均 BMI 和超重/肥胖率显著高于高体力活动强度人群，且低体力活动强度人群的脂肪能量供应也低于高体力活动强度人群。说明除了饮食因素外，体力活动强度也是影响体重的重要因素。适量活动可以通过增加心脑血管的血流量、改善微循环、降低血压和血糖水平、减轻体重来起到保护心血管的作用。此外，有规律的体育活动可以减少体脂，增加 HDL-C，降低 LDL-C 和 TG，增加胰岛素敏感性，降低血压和血糖水平。

(三) 疾病因素

主要疾病因素有高血压、高脂血症、动脉粥样硬化、糖尿病、心脏病等。

1. 高血压

高血压是公认的、独立的、最重要的危险因素。无症状或未控制的高血压患者应特别警惕。高血压可导致细小动脉痉挛缺氧、管壁增厚、管腔变窄；引起小脑动脉粥样硬化，并形成动脉瘤和动脉粥样硬化斑块，有三分之二的脑血管疾病是由高血压、动脉硬化引起的。高血压患者发生脑卒中的风险是正常人的 4～7 倍。收缩压和舒张压均升高，脑卒中的风险呈线性增加。患高血压的年龄越早，患冠心病的风险越大。日本的一些研究结果显示，脑血管意外的风险随着血压的升高而增加。收缩压每升高 10 mmHg，与收缩压<110 mmHg 相比，心脑缺血事件的风险显著升高。收缩压为 120～139 mmHg，引起缺血性心脏病超额发病例数占整体的 33.5%；收缩压为 140～159 mmHg，引起的冠心病超额发病例数占总超额发病例数的 24.0%。中年人高血压相关的前瞻性队列研究显示，无论是单纯收缩期高血压、单纯舒张期高血压，还是收缩期/舒张期均高的高血压，相较正常血压增加了心血管疾病的发病率和病死率的风险，甚至在高血压患者治疗后无论血压是否达标均会增加心血管疾病的风险。

2. 高脂蛋白血症

血脂水平的变化是心血管疾病最重要的危险因素。血脂主要指血清中的胆固醇和 TG。无论是胆固醇含量增加，还是 TG 含量增加，或者两者都增加，统称为高脂血症。血浆中的胆固醇和 TG 都有两个来源：一是外源性，来自食物，经消化后被小肠吸收；二是内源性，由身体合成。TG 在肝脏中合成，而胆固醇主要在肝脏和小肠黏膜中合成。人体有一个复杂的反馈机制来调节胆固醇的吸收、合成、分解和排泄，以维持其在血液中浓度的动态平衡。当食用过多的动物脂肪（可成为肝脏和小肠合成胆固醇的原料）、患肾病综合征、先天性脂代谢紊乱、肝脏代谢紊乱时，可引起高脂血症。其他因素，如精神刺激、吸烟、压力、季节温度变化、月经、怀孕等，都可能导致血清胆固醇水平的显著波动。脂质和脂蛋白通常随着年龄的增长而增加，因为脂质和脂蛋白代谢水平在老年人中总体下降。一般来说，男性的胆固醇和 TG 在 50 岁时达到峰值，女性在 65 岁左右达到峰值。老年人血脂浓度随体重增加、活动量减少、高血压和冠心病而升高。此外，血浆 LDL-C 浓度急剧升高提示心血管疾病患病高风险，需要早期临床干预。相关研究表明，LDL-C 每降低 1 mmol/L，血管事件的风险降低 21%。

3. 动脉粥样硬化

动脉粥样硬化是心脑血管疾病发展的重要基础。它是缺血性心脑血管疾病中最常见的病理改变之一,是缺血性心脏病患者死亡的主要原因,也是外周动脉疾病最常见的原因。内皮功能障碍也影响心血管功能,与单核细胞积累、内皮细胞凋亡和血栓形成相关。动脉粥样硬化与血脂水平的变化和动脉壁胆固醇沉积有关,是冠状动脉疾病最重要的危险因素之一。LDL 是动脉粥样硬化的重要生物标志物,HDL 与动脉粥样硬化肾病相关。HDL-C 水平与缺血性心脏病患者风险增加之间有很强的负相关。全身动脉粥样硬化的程度可从颈部动脉血管有所反映。动脉内中膜厚度的变化是动脉粥样硬化的早期标志性变化,可以定量和定性地反映动脉粥样硬化的程度,是心脑血管疾病,特别是缺血性脑卒中的独立预测因子。

4. 糖尿病

糖尿病也是脑血管疾病的主要危险因素,不受年龄和(或)性别的限制。高血糖患者常伴有血脂异常,也就是说糖尿病是动脉粥样硬化的主要原因;而糖尿病微血管异构体易发生血管退行性改变,引起动脉粥样硬化。同时,高血糖会引起血小板黏附聚集性增加,导致血小板功能和凝血机制异常。糖尿病是脑动脉血栓性梗死和腔隙性脑梗死的常见危险因素。回顾性调查显示,糖尿病患者冠心病发病率不仅比正常人高 2 倍,而且发病早,病变范围广。糖尿病患者脑卒中的发生率是正常人的 2～3 倍。42%的脑卒中患者有糖尿病史。高血糖会进一步加重脑卒中后的脑损伤。脑卒中合并糖尿病患者的病死率非常高。

(四) 社会心理因素

1. 职业

需要高度集中脑力和注意力的工作,以及长期刺激视觉和听觉的工作,会使血压升高,从而导致冠心病和脑血管事故的发病率增加。

2. 人格类型

A 型人格是冠心病的危险因素。A 型人格特征会影响血液中 TG 的浓度,从而促进动脉粥样硬化,引起心脑血管疾病。

(五) 气象因素

心脑血管疾病的发生与气象条件有关。季节交替和温度变化可引起脑卒中,且寒冷季节脑卒中发生率明显高于其他季节。特别是在一些气温较低的地区,脑卒中的发病率较高。当前研究显示,颗粒物导致空气污染,也是心脑血管疾病的危险因素之一,细颗粒物(PM2.5)被认为是最致病的成分。分析空气污染与当地疾病和死因数据之后发现,PM2.5、二氧化硫、氮氧化物浓度、总悬浮颗粒浓度与心脑血管疾病的发病率和死亡率成正相关。

(六) 多因素的联合作用

心脑血管疾病的影响因素是多方面的,当多因素同时存在时可产生联合作用,使致病作用增强,心脑血管疾病发生率增加。

二、不同危险因素

(一) 生活因素

吸烟和酗酒都是脑血管疾病的危险因素,但前者与脑梗死密切相关,而后者更容易发生脑出血。酒精可导致血管张力降低,通透性增加,凝血功能紊乱,并增加出血性脑卒中的发生率。长期酒精中毒会改变血液中一些有形成分的功能。相关研究证明,酒精中毒与蛛网膜下腔出血有关。长期大量饮酒会增加脑卒中的风险。关于轻度或中度饮酒是否具有保护心脏的作用存在争议,需要进一步的研究来明确。

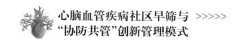

(二) 药物因素

最近有报道称，口服避孕药会增加脑血管疾病的风险。相关研究表明，口服避孕药与女性出血性脑卒中的风险显著相关，且这种增加的风险随着体内雌激素含量的降低而降低。口服避孕药对脑卒中的作用与用药时间无关，其主要机制是增加凝血因子，引起脂质代谢紊乱。目前口服避孕药是育龄妇女脑卒中的独立危险因素，会引起心血管不良反应，如 QT 间期延长、血压波动等。

(三) 社会心理因素

在健康个体和冠状动脉疾病患者中，情绪因素中的抑郁对促进心脏事件的作用已被证实。抑郁症等相关精神疾病与心脏性猝死等终点的关系研究更为频繁。长期的负面情绪或过度的情绪波动可诱发斑块破裂，从而引发急性心脑血管事件。一项为期 10 年的研究数据显示，15%的心脏病死亡是由抑郁症导致的。抑郁是心血管疾病的一个危险因素。目前尚不清楚，抑郁症和其他风险因素之间的联系，以及各种因素在多大程度上起作用。心理应激及相关精神疾病作为脑血管疾病的危险因素，尚未得到足够的研究证实。

(四) 其他

维生素 D 通过降低肾素-血管紧张素-醛固酮系统的活性、降低血压值来发挥心血管的保护作用，并具有抗炎、抗增殖、抗肥大、抗纤维化、抗糖尿病和抗血栓的作用，对心血管危险因素具有有益的调节作用。相关研究表明，维生素 D 缺乏与心肌梗死患者冠状动脉病变数量、梗死后并发症、炎症细胞因子、心脏重构和房颤的直接肌电效应有关。同时，维生素 D 水平影响着心血管疾病的结局，如死亡、心肌再梗死、心力衰竭或支架内再狭窄。维生素 D 缺乏可被认为是心血管疾病的风险指标。维生素 D 可影响动脉粥样硬化的进展，但维生素 D 与脑血管疾病之间的相关性研究尚不足。

第二节 心脑血管疾病的控制现况

心脑血管疾病致残率很高，给家庭和社会带来了沉重的负担。如何在早期预防心脑血管疾病尤为重要。因此，无论是从健康角度，还是从经济角度，正确认识导致心脑血管疾病的危险因素，并采取有效的预防措施都是非常必要的。近年来，在我国人群中心脑血管疾病相关危险因素大多呈增加趋势，小部分保持在较高水平。例如，高血压和糖尿病持续上升，男性吸烟的流行率仍保持在较高的水平。盐的摄入量继续超过饮食指南。同样，高脂高热量饮食、缺乏运动、肥胖等风险因素持续上升。本章讨论了中国心脑血管疾病的危险因素。

一、高血压

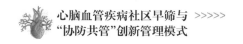

目前，我国高血压患病率仍在不断上升。近年来该病的知晓率、治愈率和控制率有明显的提高，但总体水平仍较低，分别为 51.5%、46.1% 和 16.9%。我国 2012—2015 年高血压调查数据显示，18 岁及以上居民高血压患病率为 27.9%(标准化率 23.2%)。与前 5 次全国高血压抽样调查相比，虽然每次调查的总数、年龄和诊断标准并不完全一致，但高血压患病率呈上升趋势。高血压在人群中的患病率随着年龄的增长而显著增加，但在年轻人中也值得注意。2012—2015 年全国调查数据显示，18～24 岁、25～34 岁、35～44 岁青少年人群中高血压患病率分别为 4.0%、6.1%、15.0%。大中型城市高血压患病率较高，如北京、天津、上海的高血压患病率分别为 35.9%、34.5%、29.1%。高血压患病率在农

村地区的增长速度快于城市地区。2012—2015 年全国调查结果显示，农村地区（粗率 28.8%，标准化率 23.4%）的患病率首次超过城市地区（粗率26.9%，标准化率 23.1%）。中年高血压相关的前瞻性队列研究显示，无论是单纯收缩期高血压、单纯舒张期高血压还是收缩期/舒张期均升高的血压，相比于正常血压，心血管疾病的发病率和死亡率的风险都显著增加；即使在高血压患者治疗后，无论血压是否达标均增加心脑血管疾病的相对风险。根据 Sun 等在中国完成的研究结果显示，与血压＜120/80 mmHg 的人群相比，血压在 120～129/80～84 mmHg 和 130～139/85～89 mmHg 的人心脑血管疾病总风险分别增加 24% 和 56%，脑卒中风险分别增加 35% 和 95%，心肌梗死的风险分别增加 43% 和 99%。结果清楚地表明，随着血压的升高，未来发生心脑血管疾病事件的风险显著增加。

根据《中国居民营养与慢性病状况报告（2015 年）》，2012 年高血压在成年人（≥18 岁）中的知晓率、治愈率和控制率有所增高，特别是控制率有明显的改善。女性的知晓率、治愈率和控制率均高于男性。城镇高血压治愈率明显高于农村。与北方地区相比，南方居民高血压患者知晓率、治愈率、控制率较高；不同民族之间比较，少数民族居民高血压的治愈率和控制率均低于汉族。因此，早期开始抗高血压治疗确实有足够的安全保障，对于真正需要抗高血压治疗的患者，将会导致心血管事件的发生率大幅降低，临床获益巨大。

二、高脂血症

近 10 年来，我国居民高脂血症的患病率显著、快速地上升，高脂血症带来的疾病负担不容忽视。高脂血症对我国人口健康危害极大，但尚未得到充分认识和及时有效的治理。因此，中国人群对血脂异常的知晓率、治愈率和控制率均处于较低水平。血脂异常人群中血脂异常知晓率仅为 11.0%，农村地区仅为 8.5%。只有 3.9%的人因血脂异常而接受治疗，且只有 3.5%的患者能有效控制血脂异常。与 2002 年 3.2%的血脂异常知晓率相比，2010 年的知晓率几乎没有提高。同时，许多多中心大样本研究证明，LDL-C 与心脑血管事件和死亡密切相关。LDL-C 每降低1 mmol/dl，心脑血管事件发生的风险可降低 20%。同时，英国北欧心脏结局研究显示，在控制血压的基础上控制血液胆固醇水平可进一步降低 36%的心脑血管事件风险和 27%的脑卒中风险。以上证据提示，血脂异常的防治应以提高血脂异常的知晓率、治愈率和控制率为重点。2013 年，在政府相关部门的支持下，国家卫生计划生育中心国际交流与合作组织心脑血管疾病专家及相关机构，启动了“中国成人血脂异常健康管理服务试点项目”（以下简称“血脂项目”），血脂项目调查和血脂控制取得了一定的成效。何柳等于 2017 年 7—12 月在北京社区进行了血脂队列研究，他们发现血脂异常患者他汀类药物依从性差与调脂治疗的认知和态度、用药负担等因素有关，提出应采取针对性措施提高患者的用药依从性。马程乘等对 2011—2016 年杭州城市社区的血脂变化趋势进行跟踪监测，结果显示血脂总体水平有所改善，但高血脂没有明显的改善趋势。该社区应继续开展血脂监测，尤其要加强对高 TG 的预防和控制。在项目指导下，黄丽英等签署家庭医生干预服务模式，签约组干预后 TC、TG、LDL-C 水平均低于干预前，HDL-C 水平较高，可有效改善患者的血脂水平和生活方式，提高规范控制血脂的依从率。2011 年我国数据显示，约有 39%的高血脂患者接受了药物治疗，大部分使用他汀类药物。LDL-C 约有 25.8%达标，高危心脑血管疾病患者占19.9%，极高危心脑血管疾病患者占 21.1%。2012 年国际血脂异常调查-中国研究结果显示，在住院患者中约有 88.9%使用他汀类药物调整血脂。服用调脂药物的患者有 38.5%没有达到降脂的目标，心脑血管疾病风险越高的患者治疗失败率越高。

三、动脉粥样硬化

2017 年发表的一项基于社区人口的大样本前瞻性队列研究显示，5 年随访期间动脉粥样硬化组(斑块组)心脑血管事件发生率高于无斑块组。在校正混杂因素后,Cox 比例风险回归模型显示颈动脉斑块组发生缺血性脑卒中的风险是无斑块组的 2.4 倍。目前,《2021 年欧洲心血管疾病预防临床实践指南》推荐颈动脉斑块作为心血管风险评估的修正因子。因此,早期筛查动脉粥样硬化对预测亚临床人群的心脑血管发展时间具有重要价值。

四、糖尿病

在过去的 30 年里,中国的成人糖尿病患病率显著增加。2013 年中国慢病及危险因素标准化患病率为 10.9%,男性占 11.7%,高于女性的 10.2%。糖尿病在老年人、经济发达城市、超重/肥胖人口中的患病率较高,约 35.7%检出为糖尿病前期。糖尿病前期患病的主要是老年人、农村居民和超重/肥胖人群。糖尿病患者心脑血管疾病的病死率增长除与糖尿病治疗药物的使用率、血糖的控制率低有关外,还与心血管保护药物,如抗血小板药物、调脂药物、降压药物使用比例低有关。据估计,50 岁前被诊断为糖尿病的患者预期寿命缩短 9 年(农村地区为 10 年,城市地区为 8 年)。2013 年对全国多省份 17 万城乡居民进行抽样调查,发现糖尿病的知晓率为 36.5%,治愈率为 32.2%,治疗控制率为 49.2%。

五、超重与肥胖

超重和肥胖显著增加了全球人群全因死亡的风险,是心脑血管疾病的重要危险因素。近年来，中国人口中超重/肥胖占比增长。35～64 岁人群中超重率与肥胖率分别为 38.8％和 20.2％。中心性肥胖患病率为 51.6％，其中 45～55 岁超重率为 40.6％，肥胖率为 53.5％，呈现为女性比男性高，城市比农村高，北方比南方高。有研究显示，以高血压为结局，超重、肥胖患者比正常体重组发生风险高 16％～28％。同时，《中国居民营养与慢性病状况报告(2015 年)》显示，在成人组中心性肥胖比例增加，腰围增加突出。相比于城市，农村人口肥胖比例涨幅更大，城乡差异变小。我国城乡儿童 2012 年较 2002 年超重/肥胖患病率明显增加。1985—2014 年在我国进行的 6 次学生体质健康抽样调查结果显示，7～17 岁在校学生超重/肥胖率明显上升；2014 年在校学生超重率和肥胖率分别比 1985 年增加 11 倍和 73 倍。研究结果表明，青少年超重/肥胖的比例也显著增加。

综上所述，超重/肥胖率的上升，特别在儿童青少年中，使我国人群心脑血管疾病的预防面临更大风险。多种危险因素叠加，若心脑血管疾病预防不力，将面临更大的危机。因此，必须从国家政策方面寻找突破口，制订心脑血管疾病干预策略，降低全人群超重/肥胖的发生。

六、吸烟

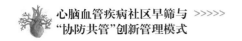

在 2010 年的一项全球疾病负担研究中，全世界因吸烟而死亡的人数约为 630 万。1984 年调查显示，我国男性的吸烟率在全世界为最高水平之一。2015 年中国成人烟草调查结果显示，我国男性吸烟率依旧维持在高水平，≥15 岁以上人群的标准化吸烟率为 27.7％(男女比例：52.1％ *vs*. 2.7％)。然而，根据 2014 年底的全国人口数据，由于人口增长、老龄化等因素，在过去的 5 年里，吸烟者数量增加了 1 500 万人，从 2010 年的 3.01 亿上升至 2015 年的 3.16 亿。根据 2010 年 GATS-中国项目，非吸烟者中约有 72.4％吸入二手烟，我国约 7.38 亿非吸烟者遭受

二手烟的威胁。值得欣慰的是，与 5 年前相比，2015 年吸烟者在室内工作场所、公共场所、公共交通工具和家里吸烟的比例降低。据统计，40～79 岁城市男性死亡总数的四分之一可归因于吸烟。如果不加以控制，到 2050 年，吸烟将导致中国 300 万人死亡。因此，鼓励戒烟和提供戒烟干预是脑卒中一级和二级预防的重要手段。我国 15 岁以上人群的戒烟率从 1996 年的 9.4%增加至 2010 年的 16.9%。2010 年中国城市戒烟研究结果显示，15 岁以上人群的戒烟比例 10.1%，目前考虑戒烟的比例约 45.5%。2015 年调查显示，吸烟者中约 18.7%处于戒烟状态。

七、不合理膳食

根据中国健康与营养调查，在之前 30 年，我国居民膳食总能量摄入有所下降。但一些不健康的膳食模式对心脑血管疾病的发生有很大风险，如高脂高热量饮食。2011 年与 1991 年相比，摄入 TC 量增加 77%。与此同时我国居民对新鲜水果和蔬菜摄入量少。每日摄入食用盐的量有所降低，但仍为 14.5 g/d(2012 年数据，中国推荐盐的摄入量：<6 g/d，WHO 推荐量：<5 g/d)。膳食钾的摄入量呈增加趋势，但仍低于 2 g/d 的推荐水平。2017 年，一项关于成年居民饮食与血清 TC 水平关系的研究发现，家畜肉类及胆固醇摄入是高脂血症的主要饮食因素，且饮食胆固醇摄入后血清 TC 的升高幅度较小。1992—2012 年摄入脂肪增加显著，2012 年达到 32.9%，超过指南推荐的摄入量(20%～30%)；糖类供能比例呈下降趋势，2012 年达 55%，低于指南推荐的摄入量(55%～65%)。在能量来源失衡方面，城市比农村严重。

八、缺乏体力活动

国民体质监测数据显示，2014 年我国 20～59 岁人群休闲时间身体活动达标率(中等强度运动每周 150 min,或高强度锻炼每周 75 min)较前一次调查略有增加,但身体体质指标,如在静态心率、肺活量、身体弯曲倾斜度、握力和最大单腿站立时间有所下降。2014 年全人群中有 33.9%的人参加体育锻炼,相比于 2007 年增加了 5.7%。20~49 岁人群参加运动比例低。2014 年,在中国开展的 22 万余名 9~22 岁学生的第六次全国学生体质与健康状况调查结果显示,73.3%的男生和 79.1%的女生每天体育活动不足 1 h,且男生和女生的体育活动不足率均随着年龄增长而显著增加。

总之,从我国心脑血管疾病危险因素变化的趋势和目前控制现状可以得出如下结论:心脑血管疾病是多个危险因素共同作用的结果,个体患心脑血管疾病的风险与多个危险因素叠加有关。值得注意的是,国内外相关研究和数据显示,大多数心脑血管疾病导致的过早死亡是可以预防的。如何做好一级和二级心脑血管疾病预防工作,是防治工作者面临的最大挑战。预防战略不仅包括医疗机构的医疗服务,还包括全社会参与的社区服务。健康的生活方式不仅可以预防或延迟心脑血管疾病的发生(一级预防),还可以与药物治疗产生协同作用,预防心脑血管疾病的复发(二级预防)。要大力倡导全民注重健康生活方式,包括均衡饮食、限盐限油、限烟限酒、职场干预、大众健身等,以减少各种危险因素,提高心脑血管疾病防控水平。同时,要加大心脑血管疾病高危人群的筛查和干预力度。在基层广泛开展心脑血管疾病高危人群筛查,对高危人群和患者实施规范化管理和医疗救治,降低发病率和死亡率。同时,政府应带头和社会资源共同支持群众体检的规范化和制度化,实现早发现、早干预、早治疗。此外,要建设和完善心脑血管疾病防治体系不仅是今后工作的重点,也是降低心脑血管疾病发病率和死亡率的重要拐点。

参考文献

[1] 王薇,赵冬.中国心脑血管病流行特征转化规律、影响因素及预防策略研究与应

用[J].中华心血管病杂志,2013,41(11):992.
[2] Yusuf S, Wood D, Ralston J,等. Lancet:世界心脏联盟全球心血管疾病预防展望[J]. 疾病监测,2015,30(05):410.
[3] Benjamin E J, Virani S S, Callaway C W, et al. Heart disease and stroke statistics-2018 update: a report from the American Heart Association[J]. Circulation, 2018, 137(12): e67 - e492.
[4] Roth G A, Mensah G A, Johnson C O, et al. Global Burden of Cardiovascular Diseases Writing Group. Global burden of cardiovascular diseases and risk factors, 1990 - 2019: Update from the GBD 2019 study[J]. J Am Coll Cardiol, 2020, 76(25): 2982 - 3021.
[5] 俞奇,王斌,王焱,等.我国居民 2002 至 2016 年心血管病死亡率及其变化趋势[J].中华心血管病杂志,2019,(06):479 - 485.
[6] 殷鹏,齐金蕾,刘韫宁,等.2005—2017 年中国疾病负担研究报告[J].中国循环杂志,2019,34(12):1145 - 1154.
[7] 中华人民共和国国务院.中国防治慢性病中长期规划(2017—2025 年)[J].中国实用乡村医生杂志,2017,24(11):6 - 11.
[8] 国家卫生计生委合理用药专家委员会,中国药师协会.CHD 合理用药指南[J].中国医学前沿杂志(电子版),2016,8(06):19 - 108.
[9] 国家卫生计生委脑卒中筛查与防治工程委员会.脑卒中筛查与防治技术规范[J].中国医学前沿杂志(电子版),2013,(09):44 - 50.
[10] 戴芮,张薇,卜军,等.基于德尔菲法构建 CVD“协防共管”健康管理模式评价指标体系[J].卫生软科学,2021,35(10):34 - 39.

第七章

心脑血管疾病“协防共管”理念及评估框架构建

冠心病与脑卒中人群共患率为10%～40%，且两者存在一些共同的危险因素。同时，心脑血管疾病在当前慢病防治体系的预防、诊治与康复服务中，因疾病系统不同分而治之，既增加了患者的疾病负担，降低了诊疗效率，也浪费了医疗卫生资源。近年来，依托专病医联体、“互联网+”医疗系统等的发展，心脑血管疾病“防、诊、治、康”协防共管的健康服务项目开始在我国多地试点。本章从理论与实践的角度探讨心脑疾病“协防共管”的理念，并针对当前试点缺乏规范性服务标准和质量控制的问题，提出评估框架的构建。

第一节　心脑血管疾病“协防共管”的理论基础

一、疾病管理模式

心脑血管疾病防治涉及了多学科专业的复杂临床问题，人们逐渐认识到多学科合作与加强整合管理的重要性。

1. 多学科协作模式

多学科协作模式最早由美国得克萨斯大学安德森肿瘤研究所提出，它希望医疗系统给慢病患者提供一个综合、完整且“以人为中心”的诊疗模式，是现代医学模式的体现与发展。多学科协作模式具体是指多个专业领域的专家共同组建诊疗团队，对特定的疾病进行定期研讨，提出综合性的诊疗意见，制订个性化的干预方案，使医学诊断走向多学科化、个性化、精细化。不同于传统的多学科会诊，这种类似“联邦式”的协作模式有助于围绕病例，主动设计出最佳诊疗方案，重点从“病”转向“人”，这必将是未来健康服务的发展趋势。例如，开展基于多学科协作模式的缺血性脑卒中患者诊疗，组建由心脑诊治专科医生/护士、康复师、营养师、心理治疗师等多专业的医务人员团队，根据患者情况提出脑卒中治疗方案并实施，干预效果超过传统的临床干预手段。

2. 整合管理理念

目前国际上对“整合医学”没有统一的定义，不同国家、不同医学背景下整合医学所代表的意义不尽相同。对于慢病管理，国外有一种称为“补充医学”的医学方法，即通过针灸、中药、推拿、瑜伽、音乐、冥想、膳食营养等非传统医疗手段对患者进行管理，并通过关注危险因素控制、临床二级预防等来控制发病率和病死率。我国樊代明院士在2012年提出了整合医学概念，强调统一、整体和局部，以患者为核心整合各种防治措施。心脑血管疾病还与内分泌系统、呼吸系统、神经系统等相关，与社会环境等影响因素有关，需要将多学科干预融合在一起。国内胡大一教授创建了"双心门诊"，提出了运用药物、运动、营养、心理和睡眠、戒烟五大处方来管理患者心脏康复的策略。AHA已将包含药物、饮食、锻炼、心理等多方位的心脏综合管理模式列为心血管疾病管理的ⅠA级推荐。目前心脑血管疾病整合管理理论的应用还不是很完善，如何实现疾病的全生命周期、全流程管理，积极整合多学科理论知识和临床各专科实践并结合不同的社会环境进行调整，仍然需要大样本的试点实践。

二、行为改变理论

预防为主是防治慢病的基本策略，特别对于自创性危险因素——行为与生活方式等的干预对心脑血管疾病"协防共管"来说是重点内容。同时，循证证据表明，心血管疾病与脑血管疾病在三级预防中有多个共同的危险因素需要控制。基于一定的行为改变理论模型，开发针对吸烟、饮酒、不健康饮食、缺乏身体锻炼等不利于健康行为的干预措施和方案往往能有较好的干预效果。以下介绍目前常见的3个综合性行为改变理论，包括跨理论模型、保护动机理论及行为改变轮理论。

1. 跨理论模型

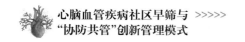

跨理论模型创立于20世纪70年代末，由美国心理学Prochaska教授基于18种心理行为理论的比较分析，提出的一种促进患者个体行为改变的系统性方法。该模型依据一定的时间维度，整合了多种干预理论的变化过程，有4个基本内容：① 变化阶段；② 改变过程；③ 自我效

能；④ 决策平衡。其中，变化阶段是模型的核心，可分为前意向期、意向期、准备期、执行期和维持期 5 个具体的变化时间阶段。改变过程主要是体现人们的行为如何从一个阶段进入另一个阶段的过程，涉及认知过程和行为过程两大类。① 认知过程：意识唤醒、生动解脱、自身再评估、环境再评估和社会解放；② 行为过程：帮助关系、反制约作用、加强管理、自我解放和激励控制。自我效能和决策平衡是反映在整个过程中促使个体发生行为改变的影响因素。目前跨理论模型主要应用在健康行为领域，如改变不健康行为——抽烟、饮酒等，或用于帮助人们培养健康行为——身体活动、健康饮食等。有研究证实，基于跨理论模型的协同照护管理，使处于不同行为阶段中的人都可以获得适应其现状的改变策略，提高患者或居民的参与率，可改善冠心病合并高血压患者的指标水平，降低不良事件发生的频率，获得良好的护理效果。陈小芳等运用跨理论模型对高血压患者进行低盐摄入的健康教育，结果证实血压控制良好，能有效改变高血压患者食盐摄入习惯。相较于传统理论，跨领域理论模型认为人类行为变化是一种动态的过程，从认知、行为改变、情感等多方面审视行为转变，这种观测更全面、更精确。但由于跨理论模型对于这种改变在很大程度上还是描述性的，缺少证据支持，仍需要不断完善。

2. 保护动机理论

保护动机理论也是行为改变的主要理论之一，是 1975 年由 Rogers 和 Prentice-Dunn 提出。该理论重点从动机因素角度分析人们行为的出现与改变，通过以下两个评价来解释行为的变化过程：① 威胁评价分为严重性、可感性、内在激励和外部激励等 4 个要素；② 应对评价则分为反应效能、自身效能和反应代价等 3 个要素。其中，反应效能是指人们对采取某种有益于健康行为获得益处的感知能力。自我效能是指人们对自己可以实现采取某种有益于健康行为并达到预期效果的感知能力。反应代价是人们采取某种有益健康行为所付出的社会或经济层面的代价。反应效能和自我效能是促成有益于健康行为可能性的正向因素,而反应代价则是负向因素。在老年冠心病患者自我管理行为养成、冠状动脉介入术后患者的自我管理监护等干预研究中发现,实施基于保护动机理论的患者自我管理方案有助于改善患者的治疗效果、自我照护的能力和康复训练的依从性等,以提高生活质量。

3. 行为改变轮理论

行为改变轮概念在 2011 年出现,由 Michie 创立。该理论综合了全面干预人类行为的 19 个行为改变理论,形成全新的概念框架,在国外已被广泛应用于慢病管理和健康促进。该理论框架分 3 层,最里层是分析个体行为影响因素的能力/机会/动机-行为模型。其中,能力是指个体参加活动的生理能力和心理能力,机会是指社会环境和物质资源等为个体行动提供的外界支持,动机是指主动愿意做某种行动的意愿或动机,这三者相互作用从而影响个体的行为。该理论框架第二层是干预功能,包括教育、劝导、鼓励、强制、培训、限制、改善环境、树立榜样和赋能 9 种干预方式,从中选择合适的干预方式促进改变目标个体的行为。行为改变轮理论的最外层是政策,包括沟通交流、指南、财政政策、管理条例、法律、环境/社会规划、公共服务 7 种类别,这些政策主要用于促进干预功能发挥作用。目前行为改变轮在心血管疾病管理和预防研究中得到了初步应用。行为改变轮能够分析出行为的发生机制,从而为行为干预的方向提供指导,并且能够提供完整的干预行为框架,但也存在一定的限制:只有进行相对较大范围的干预时才能应用到政策,小型的或个体干预时不能提供政策支持,且由于完整的干预计划涉及各类人员很多,工作量也较大,需要明确的团队成员分工,团队协作要求比较高。此外,对行为改变轮目前仍然多侧重于方法学研究,真正应用到实际的效果评价还很少,这也将是未来的研究方向之一。

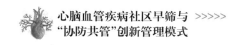

第二节　心脑血管疾病"协防共管"的理念与实践

一、心脑血管疾病"协防共管"的理念

（一）心脑全生命周期的健康管理

近年来，我国在慢病防治方面政策体系日益完善，对创新心脑血管疾病防治措施明确了发展方向。2016 年，国务院印发的《"健康中国 2030"规划纲要》将重大慢病防治列入"健康中国行动"，持续关注慢病的重大问题，推进冠心病、脑卒中等心脑血管疾病的机会性筛查，初步达到高血压等慢病患者管理干预全覆盖，从政府部门、社会机构、居民（家庭）三个维度开发协作机制，通过扩大健康科普、提高参与健康行动、提供各类健康服务等方式全面推动，到 2030 年实现全人群、全生命周期的慢病健康管理，实现全民健康。2017 年，国务院办公厅发布的《中国防治慢性病中长期规划（2017—2025 年）》强调促进医防协同，实现全流程健康管理，要求加强慢病防治机构和队伍能力建设，构建慢病防治结合工作机制，推进慢病防、治、管整体融合发展。国家心血管疾病中心主编的《中国心血管健康与疾病报告 2019》，新增了有关心血管健康行为、康复、技术创新以及转化等部分，并提出了心血管全生命周期健康管理的倡导。在心脑血管疾病防治方面致力于形成公共卫生专业机构—各级综合和专科医院—基层卫生机构"三位一体"的重大慢病专病防治体系，形成信息资源共享、互联互通协同、医防结合的机制。完善家庭医生签约制度，全面构建完善健全的分级诊疗体系，形成社区首诊、双向转诊、跨部门联动、急慢分治的"协防共管"秩序，进一步完善诊断-治疗-健康照料的全链条健康服务网络。

在心脑血管疾病防治领域，我国一些地方已开展了心脑全生命周期的健康管理的试点，形成了建设的经验。2010 年，北京大学首钢医院率先成立血管医学中心，旨在实现对血管健康的终身管理。该中心融多元功能于一身，涵盖社区管理、早期血管病变检测与逆转/介入和手术等，建立起三级医疗机构与社区卫生服务中心/站合作，“防、诊、疗、康”服务结合的心血管疾病健康管理模式。从建设的经验来看，心血管疾病从风险因素的出现到确诊患病往往周期较长，不同阶段都有机会通过加强危险因素控制与医疗干预，尽早识别亚健康、早期疾病或阻止病情迁延发展，从而减少发病率、病死率和致残率。2015 年北京大学首钢医院牵头提出了血管安全评价办法，为血管安全评价提出了可操作性指标。以国家三甲医院为龙头，结合社区医生全科诊疗工作，建立“首诊到社区，大病到医院，康复回社区”的信息化服务网络平台，进行双向转诊、远程问诊和院后随访等业务。樊代明院士也在 2012 年提出了整合医学的概念，强调以患者为核心，打破专业壁垒，融合各种防治手段，将人看作一个有机整体。胡大一教授所创立的心脏中心管理模式，整合传统心脏治疗中的五大处方进行综合应用：医疗处方、运动处方、营养处方、心理（包括睡眠）处方和戒烟限酒处方来服务于患者，同时重构全新的服务团队，包含由专科医生带领下的医护人员、临床药师、运动康复师、营养师、心理咨询师、社会工作者和社区团队等，主动向患者提供综合且全方位的服务。这些都是有益于心脑全生命周期健康管理的有益尝试。

（二）心脑血管疾病共病个体化防治策略

在国家科技部“十三五”慢病重点研发专项支持下，上海交通大学医学院附属仁济医院慢病团队提出的心脑血管疾病“协防共管”健康管理模式，强调打破传统，争取做到共病防治、个体化干预。基于心脑血管疾病共同的病理基础，以及两种疾病发生的关联性，在防、救、治、康各个环节提供健康管理服务，这符合慢病防治现在所强调的“以患者为中心”的治疗宗旨和"多学科诊疗模式"理念。对于心脑血管疾病共患的患者，因为存在着共同的风险如各种高血压、高血糖、高血脂、超重/肥胖、抽烟酗酒等，可以采取相同的预防措施。"协防共管"在早期的防治中，主要表现在加强疾病的筛查与对个人生活方式的改善上，如多食蔬菜果品、奶类、大豆等，适量吃动物性膳食，并限制食盐、用油、糖类等的摄取，加强身体活动并控烟限酒、控制体重等。对于高危人群要监测并管理血压、血脂、血糖情况，必要时进行抗血小板治疗。进入临床诊疗阶段，"协防共管"主要表现为兼顾心血管与脑血管疾病共管，同时兼顾多个专科的诊疗，涉及专业临床科室与辅助诊断科室间的协作。通过设置心脑血管疾病联合诊断治疗管理中心或科研机构（如心脑血管疾病联合诊疗的专病病房、会诊中心、联合诊所和随访门诊等服务实体），建立心脑血管疾病互联互通的大数据和智慧诊疗平台，建立规范化诊疗流程与标准，以防止因心脑血管疾病共同症状或因素进行重复检查和治疗对患者健康产生负面影响。例如，对心脑血管共患病患者的诊断需要来看，心电图、血常规、影像学检查有不少项目是重复的，如进行心脑血管联合造影对两个系统疾病确诊或排查更有效且效率更高。在用药阶段，如抗血小板聚集疗法对于缺血性心脏病与缺血性脑血管疾病都具有共同的基础性疗效，当然在具体用药上可能有一定的差异；在有手术治疗需求时，心脑同治可同期或分期实施心脑血管疾病介入疗法，对具有严重的心、脑血管联合病变都必须进行血运重建疗法的患者，可同台进行颈动脉支架植入术与 CABG，临床应用证明均具有较好的疗效，安全性也可。心脑血管疾病同治的施行，能防止由于拖延时间而错失控制病情的实际需要，也能使患者节约就诊费用，降低疾病负担。在院后管理时，"协防共管"更体现"医院-社区-家庭"的联动。借助"互联网＋"平台，强化康复服务，对于急性期进入慢性康复期患者转入基层医疗卫生机构，坚持全程健康监测和长期跟踪指导，实现医院和社区资源共享，在医院指导下进行社区康复和疾病管理。需要强化对社区卫生服务机构人员培训，提升其健康管理与疾病管理的能力，为患者实施个体化的保健指导,引导患者学会自我管理。在上海交通大学医学院附属仁济医院牵头的上海市、广州市和乌鲁木齐市等地心脑专病防治建设试点中,上海市卫生健康信息管理中心通过建立特色信息管理网络平台,如“1(家庭医生)+1(区级医院)+1(市级医院)”“智慧健康小屋”等有效地整合了本市的医院和社区卫生服务机构,通过信息网络平台,可以将市民既往就诊信息、诊断结果和治疗方式上传至云端,方便市民在不同医院就诊时信息互通,做到有效规范医院诊疗活动,进一步提升了慢病健康管理质量。如“1+1+1”模式,社区居民通过家庭医生签约平台自由选择与三级综合医护团队签约,引导居民在签约服务提供者服务范围内合理上下级转诊,社区预约优先转诊、慢病药物“长处方”、个性化健康管理和保健、全-专云联动治疗等服务,更好地发挥社区“健康守门人”的作用,夯实心脑血管疾病防治体系的基底。为减少三级医院看病拥堵现象,广州市结合医联体建设,促进医院资源下沉,增强区域性健康管理中心的功能,使三级医院、二级医院和社区卫生服务中心/站间的上下互动加强,为患者提供连续性的健康保障。新疆地区加强人群专病队列的建设,开发可穿戴设备对应用地域范围广、地形地貌复杂、居民聚集分散地区心脑血管疾病及风险进行监测,对血压、血氧饱和度等数据进行日常采集、存储、分析,为心脑血管疾病的筛查与精细化管理提供基础。但从总体上看,我国心脑血管疾病“协防共管”健康管理正在探索阶段,还没有形成规范化健康管理模式和体系。

二、心脑疾病“协防共管”应用的关键环节

“协防共管”理念可应用于心脑血管疾病早期预防保健、患者就诊、转诊和院后管理等各个慢病健康服务的关键阶段。

(一) 早期预防保健

以预防为主,以社区为基础,对健康人群与高危人群实施早期干预。

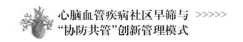

社区针对心脑疾病共同的危险因素，可以采取措施进行疾病的早期预防和健康筛查。根据《中国心血管病风险评估和管理指南》等循证证据，提出以下几点建议。

1. 干预重点

（1）行为与生活方式的干预：饮食营养、控制体重、增强体力运动、戒烟限酒及对其他多种生活方式的综合干预。

（2）血压的监测与控制：高血压的诊断界值、血压控制目标、高血压非药物干预（血压测量、互联网＋血压管理）、药物治疗原则（起始小剂量、优选长效降压药、联合用药和个性化疗法）。

（3）血脂的监测与控制：血脂控制目标、血脂异常非药物干预（日常行为方式干预、血脂和酶类监测）、药物治疗（基于个人血脂危险水平确定是否进行药物调脂治疗）。

（4）血糖的监测和控制：血糖管理目标、非药物干预（不良健康相关行为干预、血糖及 HbA1c 监测）、药物治疗原则、综合防控。

（5）抗血小板疗法：应用阿司匹林作为心血管疾病第一级预防措施取决于年龄、出血风险、基础心血管疾病的发病风险、治疗依从性等 4 个重要危险因素；阿司匹林对心血管疾病的第一级预防并不适用于所有人群，应比较患者的获益与风险并根据病情确定阿司匹林的用量。

（6）其他风险因素：生物遗传与遗传风险评估、大气污染和心血管健康等。

2. 干预措施

医疗卫生机构根据社区干预的信息，可以对下列环节进行支持：① 风险评估；② 制订人群和个体健康管理方案；③ 提出健康促进建议；④ 建立疾病与健康档案电子数据库，坚持全程的健康监测和长期跟踪指导；⑤ 制订长期随访计划与管理工作规划；⑥ 实现同社区健康管理机构的资源共享，进行医院指导下的社区健康管理。

（二）患者就诊

1. 心脑血管专病诊疗中心（心脑专病中心）

对于涵盖多个学科的复杂医学临床问题，须重视多专业协同的重要性，进行多学科诊断、监测与治疗。根据多学科协作模式和整合医学理念等现代疾病管理理论，心脑血管疾病的“协防共管”强调形成以联合专病治疗单元为基础，防治系统跨机构与跨部门的协作：从心脑血管疾病的特点出发，加强神经科与心血管科、影像科、心血管超声科以及营养科、康复科和心理科等的功能融合，组建复合型“协防共管”医护团队，形成专病防治联盟与专家库；建设跨专业合作平台，设立心脑血管疾病联合诊疗的专病门诊/会诊中心/随访门诊和病房等单元，开发政策与资源保障推动心脑血管疾病的协同诊疗、科学研究和教学培训的有效开展。

2. 专病健康管理网络平台

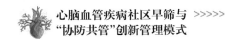

依托人群队列大数据基础与先进的循证技术支持，建设以健康教育与咨询模块（疾病基本理论、预防与治疗等知识普及，行为矫治、反馈患者关心的问题等）、健康数据档案模块（患者健康档案信息、门诊体检相关信息和医院就诊记录等文本信息）和医疗随访模块（急救绿色通道、用药情况、康复锻炼、出院患者健康指标等）为基本内容的心脑血管疾病防治健康管理网络平台。由专业医护小组（健康顾问）与信息网络工程师团队负责平台的运营。专业医务小组负责对受众的审核、提供专业服务的内容、交流与反馈等。信息网络工程师负责平台和手机 App 的日常维护管理和数据分析结果的呈现等。以一个服务于心脑血管疾病出院患者的平台为例，开展远程健康管理服务：① 移动客户端。患者出院后发现躯体方面的症状或遇到疾病治疗方面的问题，可使用健康咨询功能与健康顾问取得联系，24 h 后即可得到专家回复。可上传创伤愈合状态的照片、血压的连续测量结果等数据，以便医护人员判断患者的康复状态，并予以回复。遇到急症如突发心前区剧痛，可以使用 App 的应急

求救功能得到专家帮助,病症没有减轻或者加重的可以使用App拨打急救电话,或优先预约心脑联合诊疗病房。② 网络医护客户端。健康顾问推送疾病照护的专业科普信息,加强日常的健康教育和诊疗咨讯告知。在患者出院后的关键时点,如1周、1个月、1个季度、半年和1年等通过平台进行随访,了解患者日常生活中出现的健康问题,并询问与病情迁延或出现并发症有关的情况、药物服用情况、体育锻炼情况等,并适时予以回复;在随访记录板块中详尽记载情况并存档,同时对数据分析加以汇总。

(三) 患者转诊

制订与实施基层社区卫生服务中心/站心脑血管系统专病早期识别及转诊流程,成立专门的全科照护团队,开展患者合理上转上级医院心脑专病中心关于医疗资源情况和诊疗流程的培训,如120急救系统、行车距离和医生联系方式(包括专门负责的值班医生的联系方式)等。由上级医院心脑专病中心医护人员对社区全科团队进行业务和流程指导,使其掌握社区卫生服务中心/站就诊的急性期患者,特别是心脑共患病患者早期识别并及时准确转入符合诊疗条件的上级医疗机构,实现有效抢救和及时救治的目的。

上级医疗心脑专病中心的管理团队,对疾病急性期的患者实施联合管理,让急性期患者尽可能提高诊疗的效果和效率。当有社区转来患者时,心脑专病中心工作人员进行候诊准备并对收治患者进行再识别,确定后进入心脑血管疾病绿色通道治疗管理,优先急性期患者的相关检查与治疗干预。

(四) 院后管理

构建医院-社区-家庭联动模式,对符合住院标准的患者及时转入社区或家庭进行康复与管理。加强对社区卫生服务人员和家属的培训。

由社区全科医护团队积极对患者开展疾病管理的多样化服务。例如，①个性化健康指导：利用身边案例、实物模拟、画册、录像、微信文等生动活泼的形式，由医护人员对患者开展心脑血管疾病防治知识的培训，并对身体锻炼、膳食营养、烟酒戒断等行为与生活方式的干预开展个性化的健康指导。②引导自我管理：全科医生/家庭医生与患者签订健康管理协议，成立高血压自我管理小组，引导患者学会测血压、脉搏、BMI等自我监测技能，指导患者利用医院信息平台及时上传健康数据，方便医务人员实时了解患者的健康状况，加强医患反馈沟通。

第三节 心脑血管疾病"协防共管"评价框架的构建

心脑同治对于心脑血管疾病防治来说，无论是理论上还是实践中均具有优势，心脑血管疾病"协防共管"创新模式目前已在上海市、广州市和乌鲁木齐市等地实施试点，整合各级心脑血管疾病防治优势资源，利用新兴的互联网技术和大数据资源，优化全生命周期的疾病管理和临床诊疗程序，实现心脑血管疾病的联合防治，优化服务质量和效果，逐步形成互联网+医联体为特色的心脑血管疾病"协防共管"模式(图7-3-1)。该模式以三级医院发展心脑单元，开发脑心同治的临床诊疗规范和关键技术，下沉社区设立脑心专家工作室，上升远程诊疗实现多学科在医联体内门(急)诊、住院和康复各个关键环节的协作。社区卫生服务机构在三级医院指导下管理专病人群队列，采用新媒体开发脑心健康教育与健康促进服务，转化风险评估方法的社区应用，加强患者的筛查识别与健康管理。辖区二级医院、中医院、社会办医疗机构在三级医院指导下开展心脑常见病症特色诊疗与患者康复服务，完善病情评估、康复规范和转诊标准，促进患者的疾病管理。

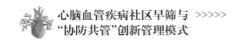

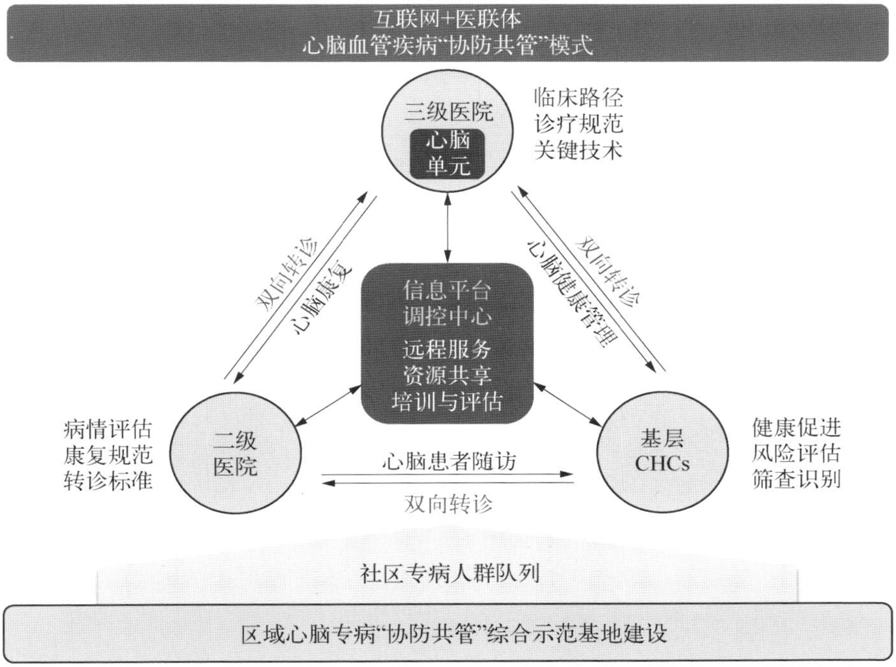

图 7-3-1　互联网＋医联体心脑血管疾病"协防共管"模式框架

为了推进心脑血管疾病"协防共管"试点实施的规范性和加强质量控制，课题组构建了心脑血管疾病"协防共管"健康管理模式的评价指标体系。

一、评价框架的理论基础

评价指标体系的构建基于 Donabedian 的"结构-过程-结果"三维评价框架，从结构、过程、结果三个维度评估综合的防治服务质量。该模式具有很强的操作性，在多种重大疾病的防治服务或项目评价中应用广泛。其中，结构是指慢病防治体系中的防治支持性环境，具体包括组织构架、政策环境、经费投入、卫生人力资源配置等。结构评价特点是相对不易改变的，为开展医疗卫生服务提供一种"环境"。过程主要涉及医疗卫生服务各个环节的具体内容，包括临床治疗、处理路径、活动检测、健康教育。过程评价是针对提供医疗卫生服务的过程，因此过程中的一系列行为要符合规范。由于过程的质量好坏直接导致结果的变化，所以过程评价尤为重要。结果是指目标对象干预后的效果和效应，包括生理、心理、社会健康状态、健康相关知识和行为以及满意度等的改变。Donabedian 等认为，良好的结构能够促使好的过程开展，好的过程能够导致好的结果发生，三者相辅相成。本理论框架是我国医学领域建立卫生服务综合评价模式的经典理论基础之一。

二、评价框架指标体系的构建

1. 评价体系的初步设计

评价体系的初步设计：依据指标选取的科学性、代表性、可操作性等原则，初步拟定心脑血管疾病“协防共管”健康管理模式评价指标体系的框架、维度和指标。

2. 评价体系的修订确定

评价体系的修订确定：采用德尔菲专家咨询法，对心脑血管疾病“协防共管”创新模式评价的相关指标进行筛选，经过两轮专家函询和分析，确定最终的评价体系。

3. 评价体系指标权重的确立

评价体系指标权重的确立：应用层次分析法确定各级指标权重，评价指标的重要程度，形成完整的心脑血管疾病“协防共管”健康管理模式评价指标体系。

三、评价框架指标体系的确立

1. 德尔菲法的访谈专家情况

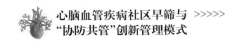

参与德尔菲专家咨询的专家 46 名。工作年龄≥10 年者占 87.0%，高级职称者占 82.6%，专业来自医院心脏内、外科和神经内、外科医生以及

社区医护人员，高校卫生管理专业的专家，慢病管理机构行政领导等。两轮调查专家积极系数分别是90.2%和91.3%；专家权威系数为0.745；协调系数均在0～1，卡方检验有显著性差异。一轮专家咨询分析结果对21个指标进行修订。二轮专家咨询删除了1个指标，修改了2个指标说明。

2. 心脑血管疾病"协防共管"评价指标体系

上海交通大学医学院附属仁济医院慢病团队通过心脑"协防共治"研究，最终形成的评价指标体系包括3个一级指标，11个二级指标，66个三级指标。采用层次分析法计算出指标权重及一致性检验。一级指标的结果指标的权重最高(0.493 4)，二级指标是"疾病负担"权重最高(0.206 3)，三级指标是"心脑血管疾病人均直接医疗费用(元)"权重最高(0.101 8)，所有指标的一致性比例CR均小于0.1，如表7-3-1所示。

表7-3-1 心脑血管疾病"协防共管"评价指标体系

一级指标/权重	二级指标/权重	三级指标		三级权重	组合权重
结构 0.195 8	1.1 社会环境 0.195 8	1.1.1	人均期望寿命(岁)	0.104 0	0.004 0
		1.1.2	人均GDP(万元)	0.071 6	0.002 7
		1.1.3	心脑血管疾病过早死亡率(%)	0.234 1	0.009 0
		1.1.4	居民健康素养水平(%)	0.177 3	0.006 8
		1.1.5	心脑住院费用医保支付比例(%)	0.177 3	0.006 8
		1.1.6	$PM_{2.5}$浓度($\mu g/m^3$)	0.046 5	0.001 8
		1.1.7	健康主题公园等支持性环境数量	0.057 7	0.002 2
		1.1.8	心血管急救装置配置	0.131 4	0.005 0
	1.2 政府主导与部门协调 0.493 4	1.2.1	成立心脑血管疾病防治领导小组	0.276 1	0.026 7
		1.2.2	制订地区心脑"协防共管"规划	0.390 5	0.037 7
		1.2.3	辖区设立心脑防治专门项目	0.138 1	0.013 3
		1.2.4	人均心脑专项经费投入(元)	0.195 3	0.018 9
	1.3 体系建设 0.310 8	1.3.1	建立心脑"协防共管"防治网络	0.094 4	0.005 7
		1.3.2	拥有心脑"协防共管"临床团队	0.124 8	0.007 6
		1.3.3	拥有心脑"协防共管"社区团队	0.124 8	0.007 6

续 表

一级指标/权重	二级指标/权重	三级指标		三级权重	组合权重
		1.3.4	制订心脑“协防共管”指南规范	0.124 8	0.007 6
		1.3.5	辖区每千人口心血管内科和神经内科医生数	0.079 3	0.004 8
		1.3.6	辖区每千人口全科医师数	0.071 1	0.004 3
		1.3.7	辖区每千人口心血管内科和神经内科床位数	0.094 4	0.005 7
		1.3.8	居民电子健康档案规范化建档管理率(%)	0.051 3	0.003 1
		1.3.9	辖区每千人口脑卒中中心和胸痛中心数量	0.063 8	0.003 9
		1.3.10	心脑联合诊疗门诊和病房数量	0.037 0	0.002 3
		1.3.11	导管室数量	0.046 1	0.002 8
		1.3.12	急救车数量	0.057 2	0.003 5
		1.3.13	可穿戴心电设备数量	0.031 1	0.001 9
过程 0.3108	2.1 能力建设 0.390 5	2.1.1	心脑“协防共管”专业人员培训的覆盖率(%)	0.666 7	0.080 9
		2.1.2	心脑“协防共管”专业人员培训合格率(%)	0.333 3	0.040 5
	2.2 联合防治活动 0.1953	2.2.1	心脑联合诊疗门诊的年门急诊量	0.136 0	0.008 3
		2.2.2	心脑联合手术数量	0.086 5	0.005 2
		2.2.3	心脑绿色通道上转率(%)	0.340 4	0.020 7
		2.2.4	心脑绿色通道下转率(%)	0.257 1	0.015 6
		2.2.5	心脑“协防共管”信息系统建设	0.180 1	0.010 9
	2.3 临床服务 0.1381	2.3.1	STEMI 患者 PCI 比例(%)	0.244 7	0.010 5
		2.3.2	STEMI 患者再灌注治疗比例(%)	0.140 5	0.006 0
		2.3.3	急性心肌梗死患者联合用药的比例(%)	0.185 4	0.008 0
		2.3.4	缺血性脑卒中溶栓比例(%)	0.322 9	0.013 9
		2.3.5	缺血性脑卒中取栓比例(%)	0.106 5	0.004 6
	2.4 公共卫生服务 0.2761	2.4.1	心脑血管疾病筛查率(%)	0.206 1	0.017 7
		2.4.2	可穿戴设备使用率(%)	0.062 2	0.005 3
		2.4.3	高血压患者规范管理率(%)	0.171 4	0.014 7

续　表

一级指标/权重	二级指标/权重	三级指标		三级权重	组合权重
		2.4.4	糖尿病患者规范管理率(%)	0.118 5	0.010 2
		2.4.5	心脑出院随访率(%)	0.142 5	0.012 2
		2.4.6	社区设立自助式健康检测点	0.039 5	0.003 4
		2.4.7	社区开展"三减三健"专项行动项目	0.052 3	0.004 5
		2.4.8	开展简短戒烟服务培训的医疗机构覆盖率(%)	0.045 5	0.003 9
		2.4.9	每年开展心脑健康教育的次数	0.088 0	0.007 5
		2.4.10	社区心脑自我健康管理小组覆盖率(%)	0.074 0	0.006 3
结果 0.493 4	3.1 满意度 0.120 5	3.1.1	患者满意度	0.195 8	0.011 6
		3.1.2	医院医务人员满意度	0.493 4	0.029 3
		3.1.3	社区卫生服务人员满意度	0.310 8	0.018 5
	3.2 健康产出 0.190 6	3.2.1	心脑血管疾病共患率(%)	0.077 4	0.007 3
		3.2.2	冠心病和脑卒中复发率(%)	0.163 7	0.015 4
		3.2.3	冠心病和脑卒中病死率(%)	0.163 7	0.015 4
		3.2.4	心脑血管疾病病死率(1/10 万)	0.163 7	0.015 4
		3.2.5	高血压控制率(%)	0.110 4	0.010 4
		3.2.6	糖尿病控制率(%)	0.163 7	0.015 4
		3.2.7	血脂异常控制率(%)	0.092 5	0.008 7
		3.2.8	生命质量水平	0.064 8	0.006 1
	3.3 认知行为情况 0.270 7	3.3.1	吸烟率(%)	0.211 7	0.028 3
		3.3.2	经常参加体育锻炼人数比例(%)	0.142 7	0.019 1
		3.3.3	自救知识技能掌握率(%)	0.211 7	0.028 3
		3.3.4	每日蔬菜水果摄入总量	0.107 8	0.014 4
		3.3.5	缺血性脑卒中二级预防依从性	0.325 9	0.043 5
	3.4 疾病负担 0.418 2	3.4.1	心脑平均住院日(d)	0.310 8	0.064 1
		3.4.2	心脑门急诊就诊次数	0.195 8	0.040 4
		3.4.3	心脑人均直接医疗费用(元)	0.493 4	0.101 8

三、“协防共管”健康管理模式与评价的发展建议

建立心脑血管疾病“协防共管”健康管理模式评价指标体系有助于提高从事创新心脑血管疾病管理的各级各类卫生机构人员在统一的评价标准下“协防共管”的水平。同时，为提高本评价指标体系的推广价值，将在进一步的研究中开展因子分析等验证性研究。

针对心脑血管疾病“协防共管”健康管理现状，提出以下发展建议：① 加快医保等政策的有效引导，完善基本药物制度，完善基本药物生产、销售、配送机制，确保为心脑血管“协防共管”健康管理提供良好的政策环境。② 设计合理的培训体系，加强心脑血管团队的人才建设。临床诊疗和社区干预团队作为“协防共管”的核心力量，合理的薪酬待遇有助于提高团队成员的满意度，建立完善的培训体系，提升自身职业素养，也能推动团队的诊疗优势。③ 建立多部门联动机制，营造社会共同参与的良好氛围。心脑血管疾病“协防共管”健康管理模式同时涉及多个部门，需要医疗、医药、医保联动，政府部门加强各方资源的统筹，并充分利用媒体宣传，突显心脑“协防共管”的优势，逐步获得社会认可。

参考文献

[1] 胡盛寿，高润霖，刘力生，等.《中国心血管病报告 2018》概要[J].中国循环杂志，2019，34(03)：209-220.

[2] 中华人民共和国国家卫生和计划生育委员会.2016 年我国卫生和计划生育事业发展统计公报发布[J].健康管理，2017(09)：22-30.

[3] Wittson C L, Affleck D C, Johnson V. Two-way television in group therapy [J]. Ment Hosp, 1961, 12: 22-23.

[4] Shaw R, Bosworth H B. Baseline medication adherence and blood pressure in a 24-month longitudinal hypertension study[J]. J Clin Nurs, 2012, 21(9-10): 1401-1406.

[5] Evans C D, Eurich D T, Remillard A J, et al.. First-fill medication discontinuations and nonadherence to antihypertensive therapy: an

observational study[J]. Am J Hypertens, 2012, 25(2): 195 - 203.
[6] Kang H, Park H A. Development of hypertension management mobile application based on clinical practice guidelines[J]. Stud Health Technol Inform, 2015, 210: 602 - 606.
[7] 陶红,邱晨,吴伟晴,等.基于云平台的远程无线实时血压监测系统对高血压病的控制率和达标率的影响[J].临床心血管病杂志,2014,30(12): 1074 - 1076.
[8] 孙永红,易正蓉,易月婵.远程健康管理模式对高血压及代谢指标的影响研究[J].中国疗养医学,2016,25(07): 697 - 700.
[9] 国务院办公厅.国务院办公厅关于推进医疗联合体建设和发展的指导意见[J].中华人民共和国国务院公报,2017,(13): 14 - 18.
[10] 张彦杰,丁莉,范丽.医联体医院“互联网+医疗健康”体系建设探讨[J].现代医院,2018,18(11): 1561 - 1563+1567.
[11] Gulshan V, Peng L, Coram M, et al. Development and validation of a deep learning algorithm for detection of diabetic retinopathy in retinal fundus photographs[J]. JAMA, 2016, 316(22): 2402 - 2410.
[12] Shameer K, Johnson K W, Glicksberg B S, et al . Machine learning in cardiovascular medicine: are we there yet? [J]. Heart, 2018, 104(14): 1156 -1164.
[13] Rogers M A, Aikawa E. Cardiovascular calcification: artificial intelligence and big data accelerate mechanistic discovery[J]. Nat Rev Cardiol, 2019, 16(5): 261 - 274.
[14] Ruiz-Fernández D, Monsalve Torra A, Soriano-Payá A , et al . Aid decision algorithms to estimate the risk in congenital heart surgery[J]. Comput Methods Programs Biomed, 2016, 126: 118 - 127.
[15] Tylman W, Waszyrowski T, Napieralski A, et al . Real-time prediction of acute cardiovascular events using hardware-implemented Bayesian networks [J]. Comput Biol Med, 2016, 69: 245 - 253.
[16] Zhang H, Qiu X, Zou Y, et al.A dye-assisted paper-based point-of-care assay for fast and reliable blood grouping[J]. Sci Transl Med, 2017, 9(381): eaaf9209.
[17] Krishnamurthi R V, Moran A E, Feigin V L, et al. Stroke prevalence, mortality and disability-adjusted life years in adults aged 20 - 64 years in 1990 -2013: Data from the Global Burden of Disease 2013 Study[J]. Neuroepidemiology, 2015, 45(3): 190 - 202.

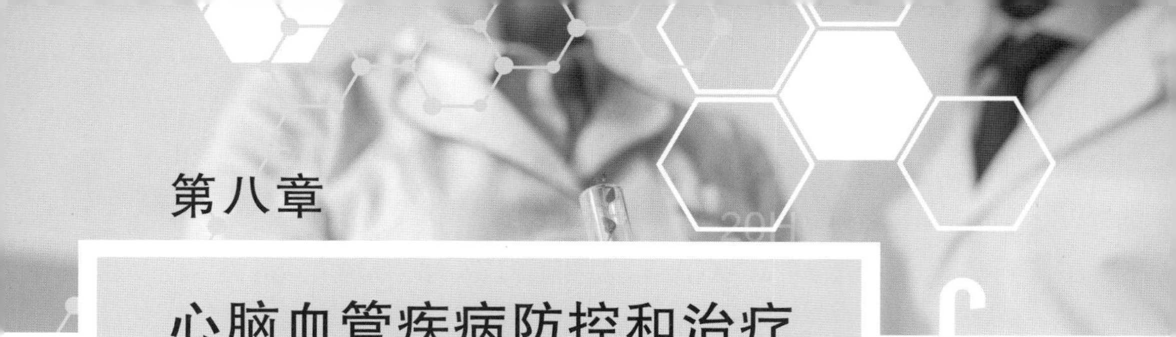

第八章

心脑血管疾病防控和治疗展望

如今，我国患心脑血管疾病的人数已高达2.9亿，其中高血压占据了大部分比例，现患病人数约2.7亿，脑卒中患病率紧跟其后，约1 300万人口。相比之下，2016年我国的医师与护士人数占比仅约2‰。我国目前医疗资源严重不足，难以全面防控和治疗日益严重的心脑血管疾病。针对医疗资源匮乏的现状，国家呼吁开展“互联网＋”医疗、医联体等新型诊疗模式，通过新技术、新科学、新手段将有限的医疗资源充分发挥作用。目前，“互联网＋”医疗、医疗联合体、人工智能等新型诊疗模式的应用已经有了初步成效。

第一节 “互联网+”医疗在心脑血管疾病领域的应用

“互联网+”医疗，顾名思义是互联网与医疗的结合，基于互联网这个广阔的平台，利用物联网、使用移动互联网、引入云计算及配上可穿戴设备等技术，在大数据和传统医疗健康服务之间搭建桥梁，将两者深度融合形成一种全新的医疗健康服务体系。谈及互联网+医疗，不得不提及远程医疗。20 世纪 50 年代末，美籍学者 Wittson 第一次提出在医疗服务中，加入双向电视系统的使用。随之而来的则是通过即时通信和视频技术完成影像学诊断、会诊及护理等远程活动，实现了医务工作者远距离诊疗患者并进行相关医学活动。20 世纪 80 年代末，我国解放军总医院借助卫星技术与远在德国的医院开展了病例讨论，拉开了我国远程医疗发展的帷幕。得益于日新月异的信息技术的高速发展，老百姓的家中几乎都可以见到互联网技术的身影，互联网逐渐取代了传统的信息通信方式，“互联网+”医疗也成为医学领域的新热点。2014 年 8 月底，卫计委出台《关于推进医疗机构远程医疗服务的意见》，推动了互联网医疗在我国的应用。2018 年 9 月，国家卫健委出台的《互联网诊疗管理办法（试行）》《互联网医院管理办法（试行）》和《远程医疗服务管理规范（试行）》三大重要文件，为中国“互联网+”医疗指明发展方向。卫健委强调，互联网是医患之间医疗健康咨询的平台，并不能直接替代线下的医疗诊治工作。所以，目前的“互联网+”医疗主要涉及健康知识教育、医疗信息查询、患者健康档案电子化、患者罹患疾病风险评估、线上疾病咨询、远程工作等。

对于心脑血管疾病的防治来说，“互联网+”模式的应用尤为重要。心脑血管疾病危险因素较多，致病缓慢，一级预防效果显著，新型的“互联网+"模式可以从一级预防开始,贯穿疾病诊疗的整个流程。医院应用互联网医疗,可以及时提供线上疾病诊治建议,通过远程会诊、电子处方等方式指导治疗。专业医疗机构应用互联网医疗能够检索健康数据及查询患者电子健康档案,为患者进行健康管理及慢病罹患风险评估;大多数心脑血管疾病患者需要长期甚至终身坚持治疗,他们可以通过互联网平台或随身 App 长期随诊;患者病情变化复杂,互联网平台可以及时、定期地反馈患者的各项检查指标;用药种类多,用药机制复杂,医生可以定期根据平台的个人信息和疾病数据定制治疗策略。

一、"互联网+"相关技术介绍

1. 移动互联网

移动互联网在日常生活中的载体就是人们经常使用的手机、平板、电子书等智能电子设备。通过无线通信方式获取数据,显现了移动通信无处不在、无所限制和互联网任意畅联、即时分享的优势,移动通信具有移动化、个性化和差异化的特征。

2. 物联网

"物物相连的互联网"有两层含义,即以互联网为根基,利用先进的通信技术,使本不可交流的物体与物体之间进行交流。互联网将全球物品相连形成一个巨大的物体网络,可以通过物体网络进行识别、实时跟踪及管理等,实现物物、物人、人人得以相互沟通与分享。物联网的出现是继计算机、互联网技术之后,带来信息技术产业的第三次发展高潮。

3. 云计算

云计算是一种依托互联网大数据收集的超级计算模式,是近几年来顺势兴起的互联网应用模式,实现海量信息的存储、海量数据的高效处理、海量数据的安全与实时共享等技术。云计算作为信息技术发展的必然产物,极大地减少了投入的资源,并提高了生活质量和工作效率。

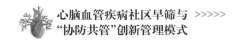

4. 可穿戴技术

可穿戴技术是信息技术的研究热点，目前在健康医疗、养老健身、移动通信、生物工程、教育和工业等领域都已有广泛应用。可穿戴技术就像用于点缀的服饰一样毫不起眼地戴在身上，基本没有负担且轻盈舒适，具有轻便、可移动、低负荷、长时间工作等特点，并可通过可穿戴技术进行无线数据传输。目前，可穿戴技术衍生的智能设备已经逐渐出现在工业、医疗健康和教育等诸多领域，最有应用前景的是医疗、运动和娱乐领域，在医疗领域的应用包括生命体征监测和远程诊疗协助，具有重要的研究价值。

二、“互联网＋”医疗在心血管疾病中的应用范围

如今，中国患者对初级医院普遍存在信任度不高的问题，不管大病小病都挤在三甲医院治疗，造成优质医疗资源被过度占用，导致三甲医院超负荷运作，主要原因还是三甲医院与社区医院之间的共享及沟通太少且不及时。“互联网＋”医疗可以很好地解决这个问题，促进分级诊疗，优化健康管理模式，协助公共卫生管理，便于医药流通等。

“基层首诊、双向转诊、急慢分治、上下联动”的分级诊疗模式已在各地积极开展探索，逐步形成了以慢病管理、医疗共联体、诊疗病种、家庭医生、医疗保险为切入点的多种分级诊疗模式。不仅如此，医院还可以通过互联网构建统一平台，在平台上实现区域内的信息共享、医疗卫生资源的合理优化分配。家庭医生也可以通过可穿戴设备、构建智能化个体慢病管理平台，增强服务能力及效率，使老百姓在基层体会到“有病可医”的幸福感。

1. 健康管理领域

互联网的健康管理行业可提供不同类型的服务，百姓可通过智能手机、平板电脑、智能手表等电子设备，时刻记录包括血压、心率、热量消

耗、个人运动情况等数据;在健康管理领域中,签约的家庭医生可通过干预辅助平台动态获取患者的健康数据,借助电话、视频、短信等方式提供远程健康指导,提高患者的健康知识水平,提升患者健康管理的依从性;疾病防控部门可通过大数据分析平台分析云端数据,找出心脑血管疾病的相关危险因素,对亚健康人群进行疾病风险评估,提供危险因素干预措施与建议。

2. 医药流通领域

目前,我国推行的"两票制"在医药流通领域中起到规范流通市场的作用,加快了流通领域的整合和规模化发展,很好地治理了药品市场乱象。互联网与医药流通领域融会贯通,催生了新型药品招采平台、医疗医药服务闭环、药品电子追溯体系等服务方式,实现药品流通模式的转型升级,通过减少流通环节,缩减成本降低虚高药价,协助落实医药体系改革。

3. 就医流程优化领域

想必中国患者大多体验过"排队久、检查时间长、付费慢、看病时间短"等问题,"互联网+"的出现很好地缓解了这一现象,改善就医体验。通过应用互联网技术,患者可通过智能手机或平板电脑等设备自主完成包括预约挂号、排号候诊、检查药品、缴纳药费、查询报告结果、医疗服务等多个环节,大大缩短院内就诊时间,缓解就医拥挤现象。针对在医院反复就诊的患者,医患之间可在互联网上进行沟通交流,分享医疗信息,及时了解患者出院后的康复状况,如血压、血脂、血糖的控制情况;医院可通过互联网的审方系统和辅助诊断系统协助医生合理诊治,提升诊疗效果,控制就诊费用,大大提升患者的就医体验。

4. 公共卫生领域

通过互联网技术,百姓的健康情况可以得到实时管控,他们的日常行为、生理数据都可以录入电子健康档案,并实时根据需求完善,解决档案记录不全、更新不及时、信息不真实等问题,极大地方便了居民的诊疗活动，同时也为心脑疾病的危险因素、病因和发病机制提供了充足的数据，为医院制订个体化的心脑血管疾病防控计划提供更好的决策依据。医疗卫生管理部门可以通过互联网技术监管整个服务环节，提升公共卫生的监测评估能力。

三、初步成效

近年来“互联网＋”医疗在全球均取得了快速发展，给全球带来了巨大收益。如美国初级卫生保健医院通过“互联网＋”医疗技术每年节约了10亿美元。在心脑血管领域，以心脑血管疾病的主要危险因素高血压为例，高血压控制率的高低与患者的服药依从性密切相关，不良的服药依从性被认为是高血压低控制率的主要原因。Evans等针对新发高血压患者的研究显示，患者第一年服药依从性仅50％，并且近20％的高血压患者只购买一次药物。Kang等通过一款新型手机App应用软件，对38名高血压患者进行为期4周的管理，经过科学管理后发现，患者的服药依从性比入组时明显提高。陶红等发现，通过远程无线实时血压检测系统可以便于临床医生实时监测患者血压情况和药物不良反应，给予患者个性化的高血压诊治指导，既为医患提供了进一步沟通的方式，又有效提高了高血压的控制率和达标率。孙永红等通过远程健康管理模式监管高血压患者，实时检测患者动态血压信息，及时应用信息技术进行监督指导发现，运用远程医疗模式可以提高患者的生活质量以及高血压的控制率。

第二节　医疗联合体在心脑血管疾病防控中的作用

医联体也叫医疗联合体。顾名思义，医联体是医疗资源的整合聚集，一般由同区域内的三级公立医院、二级医院、社区医院及村医院等基层医疗机构共同组成。虽然我国医疗卫生水平在长期的不断努力之下已经取得了长足的进步，但仍存在重点问题：医疗卫生资源总量不足、质量不高、结构与布局不合理、基层医疗水平不能满足需求、医疗卫生服务体系碎片化。2013 年 1 月底，卫生部提出将通过建设医疗共联体推动分级诊疗格局形成。2015 年国务院公布《全国医疗卫生服务体系规划纲要》，提出要加快推进医联体建设，国务院办公厅于 2017 年发布《关于推进医疗联合体建设和发展的指导意见》，明确提出“实现发展方式由以治病为中心向以健康为中心转变”，全面启动医联体建设试点，将医疗资源分布合理化，促进双向转诊，缓解“看病难”现状。

一、医联体具体方式

医联体形式多样，因地制宜，主要有以下几种方式。

1. 城市医联体

市级区域由三级公立医院带头，联合社区级卫生医疗机构，形成资源共享、分级诊疗、分工协作的管理体系，通过人才共享、技术支持、处方流动等手段进行交流合作。心脑血管疾病患者中老病号多，康复治疗需求量大，目前这部分患者依然集中于综合性三级医院，给三级医院的门诊工作量带来了很大的压力。通过在心脑血管疾病治疗具有优势的医院牵头，带动整个城市基层医疗机构的心脑疾病诊治水平，让更多的随诊患者在家门口即可完成普通的复诊和康复治疗，既解决了“就医难”的困难，也缓解了三级医院“人满为患”的现状。

2. 县域医疗共同体建设

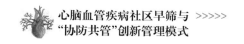

优质医疗资源供给总量不足，部分地区群众就近“看得好病”的需求难以得到满足，推进紧密型县域医共体建设，是解决这一问题的有效举措。通过县医院帮扶乡镇卫生院，乡镇卫生院帮扶村卫生室，形成县乡

一体化管理，构建三级联动的县域医共体，提高基层卫生院治疗常见病、多发病的能力。统计数据显示，以往认为的“富贵病”——心脑血管疾病的死亡率目前农村已经超过城市，主要是健康观念的不足和危险信号如高血压的知晓率低。在县乡村开展医疗共同体，可以促进农村地区医务工作者的业务能力，也能够整合并充分发挥相对短缺的医疗资源，从预防、治疗到康复全面提高农村心脑血管疾病的防控和治疗水平。

3. 远程医疗协作网

在基层，发展欠佳和偏远地区医疗资源受限、医疗水平有限，有必要将远程医疗协作网铺展开来，鼓励公立、牵头医院帮扶基层医疗机构，提供远程服务包括医疗、教学、培训等，通过互联网技术将资源纵向流动，促进优质医疗资源的合理再分布，提高医疗服务的整体效率。心脑疾病专科优势医院可以选择定点帮扶医疗水平落后的基层、发展欠佳和偏远地区的医疗机构，对疑难危重患者进行远程心电监护、远程用药指导，充分发挥“互联网＋”医疗优势，实现远程心脑疾病专科教学和案例交流。通过远程医疗协作网的模式，加强地区间心脑血管疾病的病例讨论及临床经验交流，提高基层心脑血管疾病的救治能力与水平。

4. 跨区域组建专科联盟

区域间医疗机构根据优势互补原则互相分享优势专科资源，以各医疗机构的特色专科作为主干，通过国家级医学中心互联网进行专科协作，互利共赢，构建区域间的特色专科联盟，共同提升急危重症疾病的救治水平与能力。目前，我国各省市纷纷成立了以心血管疾病优势医院为主导的心血管疾病专科联盟。专科联盟相比普通的医联体在心脑疾病防控中更具优势：其一，可以更好地对心血管疾病患者进行健康教育，科普如何生活、如何饮食、如何监测、如何就诊等。其二，通过联盟平台指导二级、一级、卫生所的医疗人员，许多基层医生对心血管疾病的防治、治疗、检测手段的掌握仍有疏漏，平台可以通过专家授课来为需要的医生提供教育。其三，通过专科联盟吸引更多优秀的医生加入心血管联盟，开展医生和患者的沟通交流。患者可以在平台上咨询问题，专家也可以在闲暇时间通过平台去解答问题，甚至可以帮患者制订完善的治疗方案。这在很大程度上方便了患者，也方便了医生。其四，联盟可以同高校合作进行科研项目。通过平台动员更多的医院和医生参与项目，大大缩短了研究所需时间。

二、医联体的建设及完善

医联体的建设和完善离不开信息的交流和传递，信息化技术在医联体中至关重要。在医联体中，各成员机构的信息系统需要与医疗保险部门、公共卫生部门、计划生育部门等信息系统互联互通，实现信息共享与交换。基于“互联网＋”平台，海量信息得以统一管理，标准、术语及编码得以规范化。对于心脑血管疾病来说，建设基于“互联网＋”医疗的医联体体系主要有以下内容。

1. “互联网＋”医疗服务平台建设

以互联网技术为核心，通过新型技术健全完善基础医疗服务体系，实现传统医疗服务与互联网的融合。

2. 基于互联网的疾病诊疗平台建设

“挂号难、看病难”是我国普遍存在的就医现象，主要原因是我国的医疗资源分配不均衡。如今，在互联网技术的渗透下，医疗业务线下服务向线上转移并融合，两者相辅相成。网上预约平台的出现，医疗预约资源得以规范管理及合理再分布，促进了“基层首诊，双向转诊”。心脑血管疾病的病程长，治疗过程复杂，互联网平台可以有效实现患者信息共享，便于医生查看患者病史和往期用药并提供个性化治疗方案。

3. 远程医疗体系建设

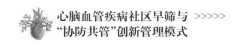

充分发挥牵头医院的学术优势，构建多项远程中心，包括远程会诊、远程心电、远程影像、远程病理及远程健康监测等，带动基层医疗质量水

平的提升，服务能力和效率的改善，实现群众在家门口就可以体会到专家诊疗水平的优质性。

4. 药品供应链平台建设

有不少的基层医疗机构存在药品短缺的情况，构建一套药品供应链体系尤为重要，以此实现处方系统无缝连接药房配药系统。与此同时，医院可以根据平台已有的患者信息，对有需求的患者在线上提供个性化药物指导，带动提高基层医务人员的合理用药水平。

5. 应急救治平台建设

实现患者救治"一条龙"服务：将院前急救机构与二级以上医疗机构的应急救治中心相结合，实时共享患者信息，为患者的诊治争分夺秒。特别是脑卒中、恶性心律失常、心肌梗死等危重患者，首要是构建合理、规范的应急救治平台，院前急救做到"病情识别快、就诊分流快"，从而构建一套快速、高效及全面覆盖的急危重症医疗救治体系。

第三节　人工智能在心脑血管疾病防控中的作用

科技的高速发展使社会进入到信息时代，爆炸式增长的数据信息所蕴含的信息量，给人们提供了发现问题的机会，同时也提供了解决问题的办法。然而，在医疗应用方面，想要获得理想的、准确的数据结果却并非是一件易事。首先，对数据样本的要求会很严格——"随机"或"抽样"等词贯穿全程；其次，人们无法保证所获得的数据是"完美无瑕"的，甚至有可能是错误的。所谓的大数据，是指数据信息体量过于庞大而目前现有的软件无法对其进行全面提取和有效整合，并且进行详尽分析的复杂的数据大杂烩。但是，通过独特的大数据关键技术，如大数据采集和预处理技术、数据分析和挖掘技术、云计算平台、互联网和可扩展存储系统等，可以对大数据进行分析和计算。

一、人工智能在医疗领域的应用

近年来，由于大数据技术的不断进步，加速了人工智能在医疗行业的应用，最突出的是协助疾病诊断。通过“互联网＋”医疗大数据平台和云计算技术，人工智能在诸多医学相关领域内都取得了出色成果，如从医学影像识别及辅助诊断到生物技术，从药物研发到营养学等。2016年，《美国医学会杂志》首次报道美国加州大学 Gulshan 等的研究成果：通过人工智能技术从 10 万余幅视网膜眼底照片中诊断糖尿病视网膜病变，同时与 54 名美国具有资历的医师比对，结果显示人工智能对疾病诊断的敏感度及特异度均高于人工诊断。2017 年，美国食品药品监督管理局首次批准心脏磁共振影像分析的 AI 软件使用。这款软件名叫 Cardio DL，首先导入医学图像分析数据，让计算机深度学习，再应用心脏 MRI 的影像数据信息进行自动心室分割的分析，最后将得到的结果与医生手动完成的结果进行比对，其精确度令人信服，未来也将被投入临床使用。以上种种事实都证明了人工智能在医疗领域中的应用具有无限量的未来。

二、心电分析在心脑血管疾病中的应用

心电分析是人工智能在心脑血管疾病领域取得的重要突破。心电自动分析软件在深度学习世界范围内公认的心电数据库（如 MIT-BIH 心电数据库、AHA 心律失常心电数据库、ST-T 心电数据库等）的基础上，显示心电图及其分析结果，并进一步测量重要参数，最后依据临床标准给出最终的正确诊断或评价。通过合理使用软件，可以大幅度减轻临床医护的工作压力，但丝毫不影响临床指标分析的精度。截至目前，得

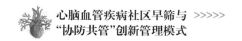

到官方认可的心电自动分析软件主要有3种：Glasgow的12-leadECG Analysis Program、GE的Marquette 12SL ECG Analysis Program和Philips的DXL ECG Algorithm。但目前，计算机辅助的心电图自动分析的准确性仍需进一步统计，而且人工智能软件还无法做到综合考虑患者的所有临床情况，所以并不能完全取代人工判读。

三、诊断决策支持系统在心脑血管疾病中的应用

诊断决策支持系统是一种给医生提供辅助诊断的系统。该系统通过采集病患数据进行分析，从而得出相应的诊断策略，医生根据自身的专业知识进行判断与抉择，从而让临床诊断更加迅速及准确。心脑血管疾病患者在诊疗和护理过程中积累了大量的数据，但一些心脑疾病病因较为复杂，且运用了多种影像学检查如超声心动图、CT、MRI等具有不同的结果储存格式，传统的统计方法无法有效地处理和学习这些复杂的数据集，以开发用于辅助临床决策的诊断和预测模型。近年来，通过医学界人士的不断努力，人们在心脑血管疾病中的人工智能应用也有了许多突飞猛进的成果。Rogers等通过对患者的多组学数据和影像学结果的机器学习，改善了对心血管钙化的早期诊断和风险评估；Ruiz-Fernández等开发了可以对先天性心脏病的手术风险进行评估的决策支持系统；Tylman等通过决策支持系统分析患者的体温、血压、血氧、ECG等实时预测急性心血管事件的发生。

国内人工智能的应用前景十分广阔，但目前人工智能技术多由国外学者和公司研发，由于经济发展水平、人种、饮食、生活习惯等各方面的不同，国外开发的人工智能技术在我国的应用是否适用还有待统计考证。2017年，中国第三军医大学的研究成果在《科学》杂志上刊登：研究人员通过人工智能技术在30 s内鉴定血型并且准确率超过99.9%。这项技术为急需输血抢救的患者额外争取到3～15 min的抢救时间，大大

提高其生还概率。此外,该技术还可用于各种灾害急救等急需验血的情况。人工智能宽阔的应用前景吸引了我国互联网企业公司纷纷竞相投资。在疾病诊断方面,阿里、腾讯、百度三大互联网巨头企业带头在物联网、人工智能、云计算等大数据领域开创版图,与各大医院合作建立自己的互联网数据库。随着人工智能在医疗尤其是心脑血管疾病领域的应用不断加深,我国城乡医疗资源分配不均衡不充分的问题将迎刃而解,所有人都可以享受到共同的高质量、高水平医疗服务。

第四节　心脑血管疾病防控与治疗展望

近年来心血管领域一直是研究的热点和重点,国内外相关研究也取得了相当的进展,心脑血管疾病的防控和治疗不断取得新的突破,医务工作者和患者对于疾病的认识也越来越深入和全面。随着人口老龄化的加剧,1990—2013 年全球 20～64 岁成年人中脑卒中的发病总人数和患病率都显著增加,而发达国家和发展中国家的脑卒中的病死率都有所下降,说明目前这些国家对心脑疾病的防治已取得初步成果。但发展中国家的成年人脑卒中死亡绝对数量却显著增加,并且控制情况远远落后于世界发达地区。对于身处脑卒中大国的我们来说,仍有很多需要努力的地方。对我国发生的心脑血管事件进行分析,可得出以下几点结论:① 从发病率和病死率的角度来看,脑卒中事件明显高于冠心病事件(5∶1),且仍呈现上升趋势,但上升幅度有所下降。其中脑出血发病率有所下降,冠心病事件的发病率仍呈持续上升趋势,且上升幅度增大;而病死率和死亡率都有所下降,但总体呈上升趋势。② 心血管疾病危险因素的全面上升是发病率上升的主要推动因素。由此看来,对于我国心脑血管疾病的防控和治疗,还有很长路要走。

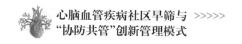

一、加强健康宣教及健康管理

全人类的健康问题需要每个人都积极投身到健康事业的发展建设中，政府及各卫生部门应建立健全相关卫生制度并保障其顺利执行，构建有效的健康档案，号召广大人民群众积极参加各种疾病科普教育，提高疾病高危人群筛查意识。加大社区等小范围的健康宣教力度，提升群众对心脑血管事件的认知能力，尽早发现心脑血管疾病的病因及危险因素并予以干预，每日限制食盐摄入，减少胆固醇及饱和脂肪酸的摄入，可适当增加不饱和脂肪酸摄入，合理规划一日三餐的热量分配，改正不良的生活作息习惯，调整饮食结构，加强体育锻炼，定期健康体检，这些都有助于自身身体健康发展和早期发现高血脂、高血压及高血糖等心脑血管相关疾病，从而达到较好的控制效果。

二、开发适合中国人的自主规范化诊疗方案

目前，在国内仍缺乏基于我国患者进行的大规模科研、临床试验，大部分心脑血管疾病防治策略及指南共识的制订都建立在国外科研资料的基础上，缺乏有效证据证实符合我国人群的发展现状。在流行病学方面更为明显，不同的国家、民族以及不同的人群种族，在日常生活环境、社会结构、文化背景、医疗体系等方面都存在诸多差异，国外的研究和试验难以完全体现中国人群的实际情况。因此，这也为我国今后的流行病学调查工作及心脑血管疾病方面的大型临床试验研究指明了方向。

建立心脑血管疾病协同诊疗流程迫在眉睫。医疗资源分布不均问题是横亘在我国医疗卫生发展道路上的一大难关，而这个问题在心脑血管疾病领域则十分明显。三级医院人山人海，基层医院却门可罗雀。无论病情轻重与否，人们都想到三级医院治疗，在无形之中加重了三级医

院的运作负荷，从而导致医疗资源的浪费及医疗体系运作效率的下降。常见的致命性心脑血管疾病如急性冠脉事件、主动脉夹层、脑卒中等，具有起病急、病程发展快、抢救时间短、诊断救治难度高的特点。因此，为了实现资源的合理分配和利用，需要基层医院与三级医院或胸痛中心建立密切的合作关系，做到医疗治疗与技术共享，走在信息时代的宽阔道路上，利用“互联网＋”医疗技术和医联体架构等新技术模式，将社区、基层医院、三级医院有机联合起来，各司其职，实现心脑疾病的协防共管，争取实现心脑疾病发病率和病死率的“拐点”。

参考文献

[1] 刘力生，陈伟伟，高润霖，等.《中国心血管病报告 2017》概要[J].中国循环杂志，2018，33(1)：1-8.

[2] 中华人民共和国国家卫生和计划生育委员会.2016 年我国卫生和计划生育事业发展统计公报[J].健康管理，2017(9)：22-30.

[3] Wittson C L，Affleck D C，Johnson V. Two-way television in group therapy[J]. Mental Hospitals，1961，(12)：22.

[4] 孟群尹，新梁宸.中国“互联网＋健康医疗”现状与发展综述[J]. 中国卫生信息管理杂志，2017，014(002)：110-118.

[5] Shaw R，Bosworth H B. Baseline medication adherence and blood pressure in a 24-month longitudinal hypertension study[J]. Clin Nurs，2012，21(9-10)：1401-1406.

[6] Evans C D，Eurich D T，Remillard A J，et al. First-fill medication discontinuations and nonadherence to antihypertensive therapy：an observational study[J]. Am J Hypertens，2012，25(2)：195-203.

[7] Kang H，Park H A. Development of Hypertension Management Mobile Application based on Clinical Practice Guidelines[J]. Stud Health Technol Inform，2015，210：602-606.

[8] 陶红，邱晨.基于云平台的远程无线实时血压监测系统对高血压病的控制率和达标率的影响[J].临床心血管病杂志，2014，30(12)：1074-1076.

[9] 孙永红，易正蓉，易月婵.远程健康管理模式对高血压及代谢指标的影响研究[J].中国疗养医学，2016，(7)：697-700.

[10] 国务院办公厅.国务院办公厅关于推进医疗联合体建设和发展的指导意见[J].中华人民共和国国务院出版，2017(13)：14-18.

[11] 张彦杰，丁莉，范丽.医联体医院“互联网＋医疗健康”体系建设探讨[J].现代医

院,2018,18(11):1561-1567
[12] Gulshan V, Peng L, Coram M, et al. Development and validation of a deep learning algorithm for detection of diabetic retinopathy in retinal fundus photographs[J]. JAMA, 2016, 316(22): 2402-2410.
[13] Shameer K, Johnson K W, Glicksberg B S, et al. Machine learning in cardiovascular medicine: are we there yet[J]. Heart, 2018, 104(14): 1156-1164
[14] Rogers M A, Aikawa E. Cardiovascular calcification: artificial intelligence and big data accelerate mechanistic discovery[J]. Nat Rev Cardiol, 2019, 16(5): 261-274.
[15] Ruiz-Fernández D, Monsalve Torra A, Soriano-Payá A, et al. Aid decision algorithms to estimate the risk in congenital heart surgery[J]. Comput Methods Programs Biomed, 2016,126: 118-127
[16] Tylman W, Waszyrowski T, Napieralski A, et al. Real-time prediction of acute cardiovascular events using hardware-implemented Bayesian networks [J]. Comput Biol Med, 2016,69: 245-53
[17] Zhang H,Qiu X,Zou Y,et al.A dye-assisted paper-based point-of-care assay for fast and reliable blood grouping[J]. Sci Transl Med, 2017, 9(381): eaaf9209
[18] Krishnamurthi R V, Moran A E, Feigin V L, et al. Stroke prevalence, mortality and disability-adjusted life years in adults aged 20-64 years in 1990-2013: data from the Global Burden of Disease 2013 Study[J]. Neuroepidemiology, 2015,45(3): 190-202.

中英文对照索引

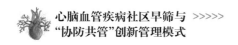